DE

L'OBÉSITÉ

PAR

Le Dr Gabriel LEVEN

Ancien interne des Hôpitaux de Paris
et de l'hospice des Enfants-Assistés
Membre adjoint de la Société anatomique.

PARIS

G. STEINHEIL, ÉDITEUR

2, RUE CASIMIR-DELAVIGNE, 2

1901

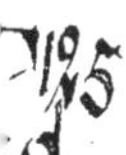

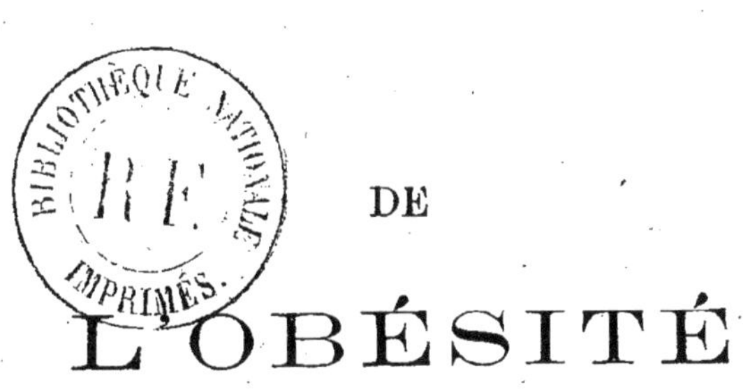

DE

L'OBÉSITÉ

DU MÊME AUTEUR

Cancer primitif de la tête du pancréas. Dilatation des grosses voies biliaires. Cancer secondaire du foie. Pancréatite suppurée. — *Bulletins de la Société anatomique*, 24 décembre 1897, et in thèse de CARNOT, Paris, 1898.

Cancer de l'œsophage avec bourgeon intratrachéal. — *Bulletins de la Société anatomique*, 1er avril 1898.

Épithélioma pavimenteux d'origine cutanée ayant envahi la totalité de la glande mammaire et myôme sous-cutané de la cuisse, chez un même sujet. — *Bulletins de la Société anatomique*, 13 janvier 1899.

Cancer des voies biliaires juxtahépatiques généralisé au péritoine et aux deux ovaires (en collaboration avec M. V. GRIFFON). — *Bulletins de la Société anatomique*, février 1899.

Kyste hydatique évacué par l'intestin, ictère par rétention, avortement spontané, fièvre à grandes oscillations durant quarante jours, guérison (en collaboration avec le Dr LE NOIR). — *Bulletins de la Société anatomique*, 1er décembre 1899. Observation complète in *Archives générales de médecine*, octobre 1900.

Appendicite et hystérie. — Observation in thèse de A. DUBOIS, Paris, 1900

Épithélioma branchial du cou (tumeur à globes épidermiques). — *Bulletins de la Société anatomique*, 2 mars 1900, et in thèse de VEAU, Paris, 1901.

Hyperthermie nerveuse chez la femme par irritation du système nerveux utérin. Péritonisme. — *Revue de médecine*, mars 1900.

Variations dans le taux de l'urée chez des enfants normaux dont le régime alimentaire reste le même. — *Comptes rendus de la Société de biologie*, 10 novembre 1900.

Épidémie intérieure de fièvre typhoïde à l'hospice des Enfants-Assistés (en collaboration avec M. PROSPER MERKLEN). — *Société de pédiatrie*, 13 novembre 1900.

Fixité du taux de l'urée chez des adultes normaux dont le régime alimentaire reste le même. — *Comptes rendus de la Société de biologie* 2 février 1901.

Gastrectasie due à une compression du pylore par des ganglions tuberculeux. — *Bulletins de la Société anatomique*, 8 février 1901.

De l'utilité d'une alimentation d'épreuve dans les recherches sur la nutrition. — *Comptes rendus de la Société de biologie*, 30 mars 1901.

Influence de l'estomac sur les fonctions psychiques. — Observation in thèse de PRON, Paris, 1901.

IMPRIMERIE A.-G. LEMALE, HAVRE

DE

L'OBÉSITÉ

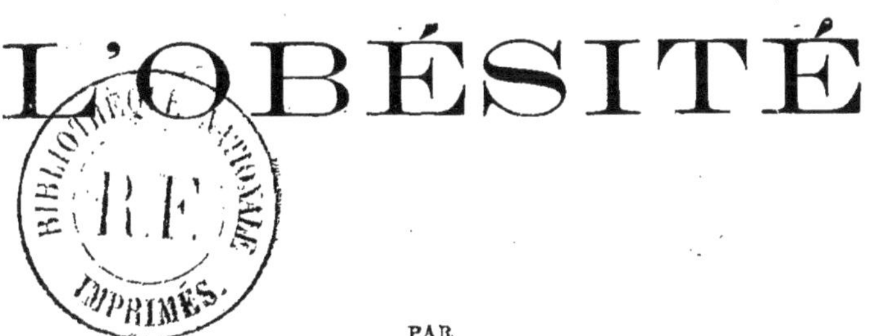

PAR

Le Dr Gabriel LEVÉN

Ancien interne des Hôpitaux de Paris
et de l'hospice des Enfants-Assistés
Membre adjoint de la Société anatomique.

PARIS

G. STEINHEIL, ÉDITEUR

2, RUE CASIMIR-DELAVIGNE, 2

1901

DE L'OBÉSITÉ

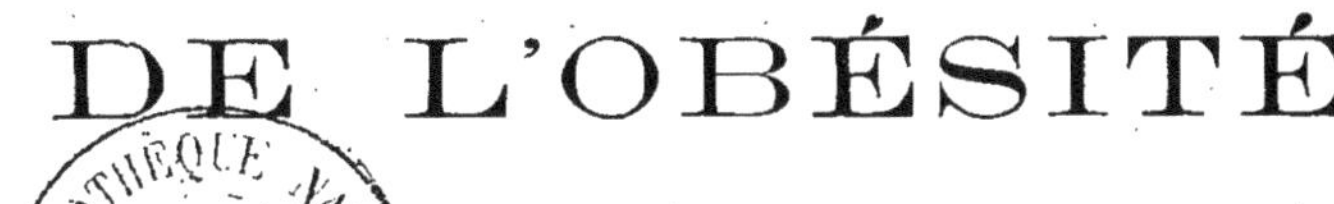

INTRODUCTION

L'histologie nous enseigne que le tissu adipeux est constitué par du tissu conjonctif dans lequel se développent des vésicules graisseuses.

La graisse, accumulée dans les cellules, est une réserve de combustible destiné à dégager des calories, nous dit le physiologiste.

C'est l'augmentation anormale de cette masse graisseuse qui constitue l'obésité, ajoute le médecin.

Si ce dernier analyse avec soin tous les cas cliniques où il observe l'obésité, il comprendra qu'elle n'est pas une entité morbide, mais un symptôme qui, à lui seul, ne forme pas plus un état pathologique que la déformation du rhumatisme chronique ou le dépôt tophacé de la goutte. Il constatera qu'elle n'apparaît jamais isolée et qu'elle fait toujours partie d'un cortège de symptômes dont le groupement variable constitue les maladies de la nutrition.

La chimie lui apprend que l'organisme est capable de

faire de la graisse avec des substances aussi différentes que les albuminoïdes et les hydrates de carbone.

Cette notion éclaire d'une lueur nouvelle sa conception du régime alimentaire de l'obèse : il ne sera plus obsédé, comme dans le passé, par la crainte des corps gras.

Enfin, comme l'observation du malade lui aura encore démontré que l'exercice exagéré ne provoque pas nécessairement la destruction de la graisse, qu'il y a des sujets incapables d'engraisser, quelle que soit la richesse de leur alimentation, alors que d'autres engraissent avec des rations réduites, il admettra que l'obésité n'est pas toute dans la production excessive de la graisse.

Il cherchera plus haut, il considérera la nutrition elle-même.

La nutrition est parfaite, lorsque le système nerveux qui la régit a un fonctionnement normal. Si ce fonctionnement est troublé, et il peut l'être par des causes infiniment nombreuses, la nutrition est altérée et, à un des stades de cette évolution troublée, peut paraître l'obésité.

La clinique et la thérapeutique semblent justifier cette conception dont je vais essayer de démontrer la valeur.

PREMIÈRE PARTIE

PATHOGÉNIE

I

Claude Bernard (1) a dit : « La connaissance de la nature intime des choses ou la connaissance de l'absolu exigerait pour le phénomène le plus simple la connaissance de l'univers entier. » Je puis appliquer au sujet que je traite la pensée du grand physiologiste, car si nous connaissons les conditions multiples dans lesquelles survient l'obésité, les causes qui la font naître, les influences qui la font disparaître, nous ignorons sa cause première. Mais n'ignorons-nous pas l'essence de l'électricité et de la lumière et pourtant nous en réglons les phénomènes?

M. Bouchard (2) a écrit : « Nous ne possédons pas une pathogénie de l'obésité ou des obésités. »

Cette affirmation n'est pas faite pour nous surprendre ; il n'est pas inutile de la rappeler avant de commencer ce chapitre.

(1) *La Science expérimentale.*
(2) *Traité de pathologie générale*, t. III, p. 363.

CHAPITRE PREMIER

Constitution chimique des graisses.

Les graisses introduites dans le tube digestif peuvent être des graisses neutres, des triglycérides, des savons (stéarates à bases alcalines), des acides gras, des lécithines. Les graisses s'accumulent sous forme de dépôts ou de véritables tissus autour des reins, dans l'épiploon, dans le tissu cellulaire sous-cutané, etc. ; dans les cellules et dans les liquides organiques, elles existent sous forme de gouttelettes ou de granulations microscopiques.

Depuis les recherches de Chevreul et les synthèses opérées par Berthelot en 1854, on sait que les graisses sont les éthers triacides d'un alcool triatomique, la glycérine.

Sous l'influence des alcalis, le corps gras se dédouble en ses deux termes constituants, d'une part, l'acide gras qui, combiné à l'alcali, se sépare sous la forme d'un savon, et la glycérine d'autre part. Cette opération de la saponification se produit également par simple hydratation, soit sous l'influence de températures élevées, soit à 37 degrés, en présence de certaines diastases, le ferment pancréatique, par exemple. Le corps gras fixe 3 molécules d'eau pour effectuer son dédoublement.

Les acides gras qui sont ainsi combinés à la glycérine

appartiennent surtout aux séries $C^n H^{2n} O^2$ (série formique ou acétique) et $C^n H^{2n-2} O^2$ (série acrylique ou oléique) et parmi eux, les plus importants au point de vue physiologique, comme aussi les plus abondamment représentés dans les corps gras d'origine végétale ou animale, sont les acides palmitique, oléique et stéarique.

Les huiles sont principalement constituées par l'éther trioléique de la glycérine ou trioléine, tandis que les graisses animales, comme le suif, sont un mélange en proportions variables de tripalmitine, de tristéarine, corps gras solides à la température ordinaire et de trioléine liquide.

A ces éthers s'ajoutent le plus souvent ceux d'autres acides gras, moins élevés dans la série. Ainsi, le beurre est constitué par 68 p. 100 de palmitine et de stéarine, 30 p. 100 d'oléine et 2 p. 100 seulement de triglycérides des acides butyrique, caproïque, caprylique, caprique, etc.

Les diverses graisses animales contiennent des proportions variables d'oléine d'une part, de stéarine et de palmitine d'autre part, différences qui se traduisent par une consistance variable à la température ordinaire. Néanmoins, elles ont sensiblement la même composition centésimale. Elle est en moyenne (1) :

C...........................	76,5 p. 100.
H...........................	11,9
O...........................	11,6

(1) Ces divers renseignements sont empruntés à E. Lambling, in *Traité de pathologie générale* publié par Ch. Bouchard, t. III.

CHAPITRE II

Digestion des graisses.

Les graisses peuvent être déjà transformées, pour une faible part, dans l'estomac.

Magendie avait déjà observé cette transformation et constaté qu'elle se faisait surtout dans la partie pylorique.

Contejean a vu que l'agent chimique principal de la digestion de la graisse dans l'estomac est le ferment saponifiant du suc pancréatique refluant par le pylore ; que ce ferment saponifiant peut exercer son activité en présence d'un liquide acide et qu'il n'est pas détruit par le suc gastrique.

Le suc gastrique n'a pas d'action sur les graisses ; il les prépare pour le ferment pancréatique en dissolvant le tissu conjonctif qui renferme les particules graisseuses, mises ainsi en liberté.

De plus, si leur point de fusion n'est pas supérieur à la température du corps, les graisses sont fluidifiées.

Enfin, la division de la graisse est encore favorisée par les mouvements de l'estomac.

En résumé, le rôle que joue l'estomac dans la digestion des graisses est purement mécanique (1).

(1) J'ai fait de nombreux emprunts à l'excellent *Traité de physiologie* de Morat et Doyon, pour tout ce qui concerne la digestion des graisses.

C'est au suc pancréatique que revient le rôle le plus important dans leur digestion ; il exerce sur les matières grasses neutres une double action, une action physique (émulsion) et une action chimique (saponification). Aucun liquide de l'organisme ne donne une émulsion aussi complète et aussi persistante. Le ferment émulsif, admis par Claude Bernard, n'a pu être isolé ; l'émulsion peut, d'ailleurs, être une conséquence de la saponification, mise en liberté d'acides gras qui, en présence des alcalis du suc pancréatique ou de la bile, forment des savons qui agiraient comme émulsionnants.

Le suc pancréatique dédouble les graisses neutres en acides gras et glycérine ; il saponifie aussi les lécithines qu'il décompose en acide phosphoglycérique, choline et acides gras libres : c'est une diastase, la stéapsine ou lipase qui est le ferment saponifiant.

On conçoit que la suppression du pancréas entraîne de graves troubles dans la nutrition, la digestion des graisses se trouvant fort compromise. Après l'ablation du pancréas et la suppression du flux biliaire, les graisses peuvent encore être absorbées partiellement, grâce aux glandes pancréatiques accessoires, grâce à l'épithélium intestinal, grâce encore aux microbes intestinaux.

Il est intéressant de savoir que les graisses sont des excitants pour la sécrétion pancréatique. Wagner (1) a établi que la sécrétion du ferment des graisses est sous la dépendance directe des corps gras ingérés.

La bile semble combiner son action à celle du suc pan-

(1) *Société médicale russe de Saint-Pétersbourg*, 1897.

créatique pour la digestion des graisses. Dastre a montré que le suc pancréatique, seul, n'est pas apte à opérer la digestion des graisses; et que la bile, seule, n'est pas plus capable d'agir : il semble que le concours des deux sécrétions soit nécessaire.

La bile émulsionne et saponifie les graisses comme tout liquide renfermant de la soude et de la potasse à l'état libre, ou à l'état de combinaison facile à détruire ; elle ne contient pas de ferment capable de modifier les graisses ; elle dissout un peu graisses et savons et favorise leur passage à travers les membranes (Wistinghausen).

CHAPITRE III

Absorption des graisses.

On admet généralement que la graisse neutre ne pénètre dans la muqueuse intestinale qu'après son dédoublement, mais qu'elle est reconstituée aussitôt après son passage à travers celle-ci.

Will et Perewocznikoff (1) croient que la reconstitution se fait dans l'épithélium de la villosité. Munk (2) a montré que l'on peut nourrir un chien en remplaçant la graisse de son alimentation par des acides gras et il pense que les acides gras sont absorbés à l'état d'émulsion.

Ces acides gras s'unissent aussitôt à la glycérine pour former des graisses neutres : Munk n'a pas établi d'où venait la glycérine nécessaire à cette synthèse.

Zawarykin (3) et Wiedensheim font jouer un rôle considérable aux corpuscules lymphatiques dans l'absorption des graisses.

Mais Wiemer (4) combat cette opinion en montrant qu'il y a plus de graisse libre dans l'intérieur de la villosité que dans les leucocytes. Eysoldt (de Kiel) a confirmé cette dernière opinion.

(1) PEREWOCZNIKOFF. *Centralbl. f. med. Wiss.*, 1876.
(2) J. MUNK. *Du Bois Reymond's Archiv*, 1890, n° 5-6, p. 581.
(3) ZAWARYKIN. *Rousskaia medicina*, 1884 ; *Pflüger's Archiv*, XL, p. 447.
(4) WIEMER. *Arch. f. d. ges. Phys.*, XXXIII, p. 515.

On a admis aussi que les prolongements des bâtonnets, qui constituent le plateau strié de l'épithélium des villosités intestinales, se meuvent comme des cils vibratiles et apportent dans le corps de la cellule épithéliale les fines gouttes de graisse émulsionnée. Cette interprétation de Mathias Duval (1) est singulièrement confirmée par l'étude de la digestion et de l'absorption chez les animaux inférieurs, tels que les hydres d'eau douce.

Nicolas (de Nancy) a observé (2) chez le triton, dans les cellules épithéliales de l'intestin, des boules ou enclaves, auxquelles il confère le rôle de ferment opérant la synthèse de la graisse, introduite sous forme de solution dans la cellule.

J. Renaut (de Lyon) (3) croit que les leucocytes font des trouées dans l'épithélium et y créent des bouches absorbantes pour la graisse.

En résumé, le passage à travers l'épithélium intestinal est bien imparfaitement connu et la question de l'absorption des graisses est obscure sur un grand nombre de points.

Dans la villosité intestinale, il y a un réseau sanguin et un réseau chylifère ; c'est le réseau chylifère qui entraîne la plus grande partie de la graisse, le reste passant dans le sang de la veine porte. La graisse arrive finalement dans la circulation générale, si bien que le

(1) Mathias Duval. *Cours de physiologie*. Paris, 1892.

(2) Nicolas. *Bull. de la S. sc. de Nancy*, II, 5, p. 54.

Du même. Recherches sur l'épithélium de l'intestin grêle. *Journal internat. d'anat. et de physiol.*, 1891, t. VIII.

(3) Renaut. Sur l'épithélium fenêtré des follicules clos de l'intestin du lapin et de ses stomates temporaires. *C. R. de l'Ac. des sc.*, 30 juillet 1883.

sérum est lactescent pendant quelques heures après un repas riche en corps gras.

La graisse se dépose dans les organes, très rapidement dans le foie, très lentement dans le tissu conjonctif. Un litre de sang perd 4 gr. 2 de matières grasses en traversant le foie, ainsi que l'a montré Drosdoff.

Pendant la période digestive, on voit une accumulation de gouttelettes graisseuses dans les cellules qui occupent la périphérie du lobule hépatique. Ce qui prouve le rôle du foie dans l'élaboration des graisses, c'est l'accumulation de ces substances en maintes circonstances : on constate la surcharge graisseuse du foie pendant la grossesse et la lactation ; c'est toujours dans les cellules centrales du lobule que l'infiltration se produit. Il est difficile de savoir, comme le fait remarquer Roger (1), s'il s'agit là d'un arrêt ou d'une véritable formation.

(1) Roger. *Physiologie normale et pathologique du foie.*

CHAPITRE IV

Utilisation des graisses (Lipase de Hanriot).

J'ai étudié le sort des graisses depuis leur pénétration dans le tube digestif jusqu'au moment où elles sont accumulées dans les tissus. Il me reste à montrer comment elles sont remises en circulation pour être utilisées par l'organisme.

C'est à Hanriot que nous devons d'avoir posé et résolu le problème (1).

Il avait vu que les graisses, n'étant pas modifiées par le carbonate de soude, à la température du corps, ne pouvaient être saponifiées par la faible alcalinité du sang. Il chercha donc si l'agent saponifiant n'était pas un ferment. Il constata que le sérum saponifie aisément et activement la monobutyrine en solution neutre ou faiblement alcaline; que la quantité d'acide mis ainsi en liberté, et qui doit être saturé à mesure qu'il se produit, pour que la saponification ne se ralentisse pas, croit régulièrement avec la quantité de sérum employé. On pourra donc comparer l'activité des sérums et leur richesse en ferment.

Ce ferment, non figuré, diastasique, détruit par le chauffage à 90°, pouvant agir à l'abri de l'oxygène, très

(1) Hanriot. *Comptes rendus de l'Académie des sciences*, 9 et 16 novembre 1896 ; 1er février 1897.

stable, a été appelé lipase. Il ne doit pas être confondu avec la lipase que fournit le pancréas.

La lipase (de Hanriot) existe seulement dans le sang, dans le foie et dans le pancréas (1). Le corps thyroïde, les capsules surrénales, les testicules, dont les altérations ont des rapports étroits avec certaines variétés d'engraissement et d'amaigrissement, n'en renferment point. Ce ferment existe encore dans le sang, après l'ablation du pancréas, et dans le plasma séparé des globules.

La lipase solubilise les réserves graisseuses et les met en circulation. Cette action lipasique qui amène la saponification des graisses est complètement distincte de l'action lipolytique signalée par Cohnheim et Michaelis, qui appartient aux globules sanguins et qui est une oxydation des graisses avec formation de CO^2 et H^2O.

Je signalerai dès maintenant que Achard et Clerc (2) n'ont pas trouvé la lipase plus abondante chez les sujets maigres et moins abondante chez les sujets gras, fait prévu théoriquement, car la lipase n'est pas un ferment lipolytique, mais seulement un ferment saponifiant.

Nous ne connaissons pas encore les produits d'oxydation intermédiaires entre les graisses d'une part et CO^2 et $H^2 O$, d'autre part. On suppose que les acides succinique, mésoxalique et oxalique, ainsi que les acides homologues de l'acide stéarique et de plus en plus pauvres en carbone (palmitique, caproïque, valérique, butyrique) et des acides oxygras (famille des acides lactiques) se produisent au cours de l'oxydation graduelle des acides gras.

(1) Le pancréas renferme donc 2 lipases distinctes.

(2) ACHARD et CLERC. Pouvoir lipasique du sérum à l'état pathologique. *Archives de médecine expérimentale et d'anatomie pathologique*, janvier 1900.

CHAPITRE V

Origine des graisses de l'organisme.

Les matières grasses que l'on trouve dans l'organisme ne proviennent pas seulement des corps gras que l'alimentation nous fournit; elles dérivent encore directement des hydrocarbones et indirectement des albuminoïdes.

Avant de fournir les preuves de ces transformations, je rappellerai que la graisse peut pénétrer en nature dans l'organisme et s'accumuler par simple dépôt. Munk a donné à un chien dégraissé par un long jeûne de l'huile de colza et il a pu retrouver dans les tissus de l'animal une graisse qui avait les caractères de l'huile végétale ingérée.

Lebedeff (1), Rosenfeld, Winternitz, Coronedi (2) et Marchetti ont confirmé ces expériences.

La plus grande partie des hydrates de carbone, fournis par l'alimentation et formés dans les cellules, est destinée à subir une véritable fermentation cellulaire qui la change en graisses.

Ce fait, prévu théoriquement par A. Gautier (3), a été nettement établi par les expériences de Richet et

(1) LEBEDEFF. *C. R. Ac. des Sc.*, 1883.
(2) CORONEDI. *Settimana medica*, LI, 32, p. 377.
(3) A. GAUTIER. *La chimie de la cellule vivante.*

Hanriot (*Comptes rendus de l'Académie des sciences*, t. CXIV, p. 371). Cette transformation se représente par l'équation

$$13\ C^6H^{12}O^6 = \underset{\text{Oléostéaro-palmitine}}{C^{55}H^{104}O^6} + 23\ CO^2 + 26\ H^2O.$$

$$\text{Sucre}$$

Si donc les hydrates de carbone ne sont pas détruits par le ferment glycolytique (Bernard, Lépine), une partie du sucre deviendra de la graisse. Malgré cela, dans un très grand nombre de cas, le diabète évolue sans s'accompagner d'obésité.

Les expériences de Chaniewsky (1) et de Munk, sur l'engraissement des oies, des chiens et des porcs, ont montré que 70 à 80 p. 100 de la graisse qui se forme, lorsqu'on nourrit spécialement ces animaux de matières amylacées, proviennent du dédoublement de leurs aliments hydrocarbonés.

Une autre preuve de la transformation des hydrates de carbone en graisse est la suivante : si l'on fait faire à un homme un repas uniquement composé de matières amylacées et de sucre, on remarque qu'il exhale par les poumons, une à deux heures après, une énorme quantité d'acide carbonique qui ne correspond pas à une augmentation proportionnelle de l'oxygène absorbé dans le même temps. C'est que dans ses cellules et particulièrement dans son tissu adipeux, se produit une fermentation remarquable du sucre d'abord emmagasiné, qui a pour

(1) CHANIEWSKY. Ueber Fettbildung aus Kohlenhydraten. *Zeitschr. für Biolog.*, XX, 179, 1884.

résultat de le transformer en graisse et en acide carbonique (1).

Il se pourrait que la cellule animale fît de la graisse, par synthèse, comme la cellule végétale, qui fabrique ainsi un grand nombre de substances.

Les graisses peuvent enfin provenir de la transformation des matériaux albuminoïdes de l'alimentation.

Les preuves de cette transformation abondent.

L'observation clinique nous montre que les diabétiques éliminent une quantité parfois considérable de sucre, en dehors de toute alimentation hydrocarbonée, sucre qui provient des albuminoïdes. Ces hydrocarbones donneront naissance à leur tour à des graisses.

La dégénérescence graisseuse des tissus riches en albumine est un fait bien connu.

Les dégénérescences graisseuses, produites par l'intoxication phosphorée, chez des chiens dégraissés par des jeûnes de dix et vingt jours, ont été montrées par Bauer.

Il est vrai que Falck, Hoffmann, Léo et Schmitt ont vu que les réserves graisseuses n'étaient pas entièrement épuisées après un jeûne de douze à vingt jours.

Voit a engraissé des animaux avec de la viande absolument dépouillée de graisse. Enfin Pettenkoffer et Voit, observant un chien de 34 kilog., nourri avec 2,500 grammes de viande, ont constaté que tout l'azote de cette viande se retrouvait dans l'urine, mais qu'une partie du carbone, 42 grammes, était retenue dans l'orga-

(1) A. Gautier. *La chimie de la cellule vivante*, p. 192.

nisme. Ces 42 grammes correspondraient à 100 grammes de glycogène. Or ces auteurs admettent qu'il est impossible qu'une telle augmentation des réserves d'hydrate de carbone se fasse en un jour, et ils concluent que le carbone retenu a été fixé à l'état de graisse.

Les albuminoïdes peuvent donc donner naissance à des hydrates de carbone (glycogène) et par conséquent produisent indirectement des graisses. Cette transformation nous est représentée par l'équation

$$\underset{\text{albumine.}}{4\,C^{72}H^{112}Az^{18}SO^{22}} + 68\,H^2O = \underset{\text{urée.}}{36\,COAz^2H^4}$$

$$+\ \underset{\text{oléo-stéaro-margarine.}}{3\,C^{55}H^{104}O^6} + \underset{\text{glycogène.}}{12\,C^6H^{10}O^5} + 4\,SO^3H^2 + 15\,CO^2$$

PATHOGÉNIE *(suite)*

II

Il m'a semblé nécessaire d'étudier ainsi, avec détails, le sort des graisses introduites dans l'organisme, pour montrer que dans l'étude physiologique de leur évolution dans l'économie, nous ne trouvons pas encore, à l'heure actuelle, la cause première de leur accumulation.

Les hypothèses sont innombrables! Quel est le rôle des ferments, ferments du pancréas, lipase de Hanriot?

Est-ce parce que le ferment pancréatique est surabondant, que la suralimentation peut, dans certains cas, produire l'obésité, par la grande quantité des graisses assimilées? Est-ce que l'absorption des graisses devient excessive parce que les parois intestinales les laissent trop facilement passer, alors que, chez l'individu normal, leur absorption est limitée par une influence que nous ignorons? Quel est le rôle du foie, des leucocytes, du tissu adipeux lui-même, dans la genèse de l'obésité? Autant de questions, autant de difficultés insolubles!

Mais sans chercher à répondre à ces questions, on peut

trouver, à côté des nombreuses inconnues du problème, une certaine quantité de données qui permettront de le résoudre.

C'est ainsi que je crois possible de montrer les points faibles de la théorie de v. Noorden, pour qui l'obésité n'est qu'une question de calories, et de la théorie de Bunge, qui l'attribue constamment à un défaut d'activité musculaire, conceptions que l'on peut rapprocher.

CHAPITRE PREMIER

Alimentation et obésité.

On a toujours attribué à l'alimentation excessive un rôle important dans la production de l'obésité; mais selon les époques et les théories physiologiques régnantes, l'interprétation du mode d'action de l'aliment a varié.

Après avoir considéré l'engraissement comme la résultante fatale de l'excès des recettes sur les dépenses, les physiologistes posèrent autrement les termes du problème, lorsque l'étude de la valeur calorique des aliments se trouva faite et lorsque le principe de l'isodynamie des aliments fut admis.

On formula que l'engraissement survenait, lorsque le nombre des calories utilisées était plus petit que le nombre des calories reçues; on ajoutait à cela que ce principe restait vrai, quelle que fût la nature de l'aliment, et qu'il n'y avait pas lieu de s'occuper de la teneur en graisse : seule, la valeur calorique était utile à connaître (v. Noorden) (1).

Cette transformation des idées était peut-être aussi due à la notion nouvelle que j'ai exposée précédemment : la graisse ne provient pas seulement de la graisse; elle provient encore des hydrocarbones et des albuminoïdes.

(1) v. NOORDEN. *Die Fettsucht.* Wien, 1900.

Que nous apprend la clinique ? M. Bouchard (1) a observé 111 obèses, 36 hommes et 75 femmes ; sur ces 111 malades, 50 avaient un régime normal, 40 étaient gros mangeurs et 10 avaient une ration quotidienne inférieure à la normale.

Tous les médecins ont connu des malades qui, avec un régime alimentaire restant le même, maigrissaient ou engraissaient, selon la phase de leur maladie.

Tous les malades dont je rapporte les observations ont maigri, en mangeant farineux et féculents en quantité convenable.

S'il en est ainsi, c'est que l'action de l'aliment est autre que celle qui lui est toujours attribuée. Déjà v. Noorden cesse de craindre, dans son régime de l'obèse, l'aliment gras et il le tolère, si sa valeur calorique n'est pas trop grande. Mais l'aliment gras est l'aliment indigeste par excellence et qui vient entretenir la dyspepsie, chez l'obèse, lorsque la quantité qui peut nuire à l'estomac est atteinte. Au delà de cette quantité, même si la dépense en calories vient à augmenter pour utiliser l'excédent de graisse, l'obèse ne devra pas absorber de corps gras.

Le mode d'action de l'alimentation reçoit donc une interprétation nouvelle, qui permettra de comprendre l'influence de certains aliments, de l'alimentation excessive, entretenant l'obésité, en favorisant la dyspepsie, indépendamment de la composition chimique et de la valeur calorique des ingesta.

(1) BOUCHARD. *Maladies par ralentissement de la nutrition*. Paris, 1882.

CHAPITRE II

Eau et obésité.

Il est légitime, aujourd'hui, d'affirmer que l'eau ne fait ni maigrir, ni engraisser, lorsqu'on a analysé les nombreuses expériences faites pour élucider le problème de l'influence de l'eau sur l'obésité dont les données sont si nettement exposées dans un travail de Callamand (1).

Les expériences de Debove et Flamand (2) peuvent être considérées comme absolument démonstratives.

La notion inexacte que l'eau fait engraisser, soutenue par tant d'auteurs en France et à l'étranger, reposait sur les travaux bien peu scientifiques de Dancel qui avait emprunté à Boussingault des conclusions que ce savant n'avait jamais formulées.

Un grand nombre d'expérimentateurs sont venus défendre les idées de Dancel, et il est surprenant d'avoir à citer parmi eux Ebstein (3), C. Paul (4), Dujardin-Beaumetz, Œrtel (5).

Ce dernier nous cite des exemples de malades qui ont

(1) CALLAMAND. *Rôle de l'eau dans la nutrition.* Paris, 1887.

(2) DEBOVE et FLAMAND. *Soc. méd. des hôp.*, 11 décembre 1885 et 26 mars 1886.

(3) EBSTEIN. *De l'obésité et de son traitement.* Trad. fr., Paris, 1883.

(4) C. PAUL. *Société méd. des hôp.*, 14 mai 1886.

(5) ŒRTEL. *Therapie der Kreislaufsstörungen*, 1891.

perdu 4 kilogr. 500 en cinq jours, par la simple diminution de l'eau. Il n'est pas possible, physiologiquement, de détruire une si grande quantité de graisse en un temps si court : ce qui justifie, en outre, cette opinion, c'est que le sujet amaigri si rapidement retrouve, après quelques jours, son poids initial dès qu'il reprend de l'eau.

Il ne s'agit donc que de phénomènes d'hydratation et de déshydratation.

Les autres boissons (alcool, vin, bière) produiront l'obésité ou l'entretiendront, en créant la dyspepsie, et non pas en augmentant l'apport des calories ou en se substituant aux graisses à la place desquelles elles se brûlent.

J'ai vu un de mes amis, externe des hôpitaux, obèse, perdre 10 kilogr. en deux mois, par la seule suppression du vin, sans aucune autre modification de son régime ou de son existence.

CHAPITRE III

Travail musculaire et obésité.

Bunge (1) a soutenu que l'insuffisance de l'exercice musculaire était la seule et unique cause de l'engraissement. Pour formuler une proposition de ce genre, il a dû se contenter d'observer les obèses qui, sous l'influence d'un exercice exagéré, perdent rapidement du poids.

Son erreur est de même nature que celle du médecin qui supprime l'eau à un obèse et le voit, avec joie, perdre 3 à 4 kilogr. en quelques jours.

La diminution de poids rapide, consécutive à un exercice pénible, est passagère; dès que le malade cesse l'exercice, le poids augmente à nouveau.

M. Bouchard a écrit : « L'obésité, cette maladie des gourmands et des paresseux, ne reconnaît pour cause, dans la moitié des cas, ni l'abus des aliments, ni le défaut d'exercice (2). » Sur 100 malades obèses, il avait vu, en effet, que 35 avaient une vie normalement active, 28 une vie plus active que la moyenne et 37 une vie insuffisamment active.

Dans un certain nombre de cas que j'ai observés, les

(1) BUNGE. *Cours de chimie biologique*. Traduction française.
(2) BOUCHARD. *Maladies par ralentissement de la nutrition.*

malades n'ont commencé à maigrir que lorsqu'ils ont pris du repos; car l'excès de fatigue trouble la nutrition et entretient l'obésité, tout aussi bien que tel autre facteur influençant en mal la nutrition.

Il est très rare de voir engraisser les malades qui séjournent longuement à l'hôpital : il va sans dire que je ne parle pas des sujets amaigris que le traitement d'hôpital améliore et fait engraisser.

Bien au contraire, j'ai vu des malades obèses que le seul séjour au lit, sans aucun changement de régime, faisait maigrir.

Lorsque Worthington (1) cite l'exemple des entraîneurs anglais, il ne voit pas que le canotier qui perd 4 livres anglaises après une course, a perdu de l'eau et non pas de la graisse, tout aussi bien que les jockeys qui perdent 21 livres en huit jours ou même, une fois, 17 livres en vingt-quatre heures.

(1) WORTHINGTON. *De l'obésité*, Paris, 1877.

CHAPITRE IV

Obésité, système nerveux et nutrition.

Après avoir fait la critique de certaines conceptions pathogéniques de l'obésité, il me reste à exposer celle à laquelle il me semble que l'on doive se rattacher.

A toutes les époques, quelles que fussent les idées régnantes, les doctrines, les théories, les observateurs ont envisagé les relations des maladies, leur parenté, leur filiation, leur succession. C'est cependant de nos jours qu'ont été précisées les notions d'hérédité pathologique et de transformisme par hérédité.

A ces notions, à ces idées, on doit la création des termes arthritisme, herpétisme, neuro-arthritisme, ralentissement de la nutrition, nervosisme, névrose. Ces termes sont nécessaires actuellement, car ils répondent à l'idée de l'évolution de la maladie chez l'homme et au delà de lui, dans sa descendance.

Ce que nous trouvons de commun dans toutes ces conceptions, c'est une tendance à faire grandir le rôle joué par le système nerveux, jusqu'à le rendre responsable de tous nos maux. Si parfois il y a désaccord apparent, *in termis*, en fait, les opinions sont les mêmes ; tous admettent que le système nerveux est le grand régulateur de la nutrition, et alors s'efface l'antagonisme apparent entre la doctrine du trouble de la nutrition et celle de l'herpétisme, entre la doctrine de l'arthritisme et celle de la névrose.

La vie, c'est la nutrition ! La santé, c'est la nutrition parfaite ! La nutrition sera parfaite, lorsque tous les systèmes dont le fonctionnement entretient la vie auront un mécanisme intact ; intact, parce que chacun d'eux aura le le travail auquel il peut suffire : le tube digestif, par exemple, recevant la dose exacte d'aliments nécessaires aux dépenses et la qualité d'aliments qui ne troubleront ni lui, ni les viscères qui collaborent à son travail.

La nutrition sera parfaite, lorsque l'effort physique, l'effort intellectuel seront tels que l'être physique et l'être pensant pourront le réaliser, sans briser l'état d'équilibre qui est la santé.

Elle sera parfaite, lorsque toutes les excitations seront proportionnées aux réactions que l'organisme peut produire, sans souffrir.

Mais toute influence sur un appareil ou sur un viscère n'est autre qu'une influence sur le centre nerveux de cet appareil ou de ce viscère. Si elle est proportionnée, le centre nerveux n'est pas troublé, est normal dans son fonctionnement et dans ses réactions ; si elle est disproportionnée, le centre nerveux est troublé et dans son fonctionnement et dans ses réactions.

Aussitôt la nutrition se trouble, car le système nerveux a souffert. Nos connaissances ne nous permettent pas de définir d'une façon précise en quoi consiste ce trouble, mais il existe. L'émotion morale provoque la diarrhée, des palpitations cardiaques, de l'angoisse respiratoire. La peur prédispose à la contagion du mal, au cours des grandes épidémies : dans ce cas, une influence psychique aura altéré toutes les réactions sensitives, sensorielles, motrices, vaso-motrices, sécrétoires et trophiques du système nerveux et la maladie peut paraître. Elle survient, parce que la nutrition, qui n'est que la synthèse de toutes ces réactions normales, est altérée.

Ceux qui aujourd'hui font intervenir les ferments dans toutes les fonctions de l'organisme sont, eux aussi, obligés d'invoquer, en dernière analyse, le système nerveux.

M. Bouchard (1) a dit : « D'un bout à l'autre de la série des métamorphoses organiques constitutives du corps, on trouve l'action successive des ferments hydratants et déshydratants. Ces actions ne s'accompagnent pas toujours d'oxydations ; elles se font souvent en milieu réducteur. Mais la phase de réduction est transitoire, et pour les matières qui tendent à l'état excrémentitiel, l'oxydation est accomplie par les oxydases.... C'est là le cycle complet de la nutrition... L'élaboration du ferment n'est pas en soi un acte vital ; ce qui est vital, c'est peut-être la formation du ferment, c'est certainement la mise en jeu de ce ferment par le système nerveux. »

La notion de l'influence du système nerveux sur la nutrition, qu'il règle par son action sur les viscères, sur le sang, sur les cellules, sur toutes les activités vitales, apportera de la clarté dans cette question si difficile d'une étude pathogénique.

Lorsque l'équilibre nutritif est rompu, la manifestation

(1) *Traité de pathologie générale*, publié par CH. BOUCHARD, t. III, 1re partie, p. 362.

morbide qui survient varie selon le sujet ; nous ne savons pas pourquoi tel terrain est favorable à une maladie déterminée. Mais n'ignorons-nous pas pourquoi, chez l'un, l'émotion provoque la sécheresse de la bouche, chez un autre, une salivation abondante, chez un troisième, la rougeur du visage, chez un quatrième, la pâleur ?

La difficulté est la même au sujet de l'obésité. Nous ignorons pourquoi telle femme engraisse, à chaque grossesse, alors que chez telle autre, la grossesse provoque des troubles psychiques.

L'obésité sera donc un symptôme d'une nutrition troublée, au même titre que l'asthme, le diabète, la goutte ou qu'une autre des manifestations morbides rangées dans les maladies par ralentissement de la nutrition, les maladies neuro-arthritiques ou dans la famille névropathique.

Cette conception éclairera l'étude étiologique de l'engraissement pathologique et de l'obésité, survenant sous des influences aussi diverses qu'une grossesse, des émotions, une maladie aiguë, des privations, un traumatisme. Sous toutes ces influences, la nutrition normale peut être altérée, et pour rétablir l'équilibre nécessaire à la disparition de l'obésité, il ne suffira pas de diminuer la ration alimentaire ou de surmener les muscles : cette thérapeutique considère, en quelque sorte, la graisse comme indépendante de l'être vivant ; les résultats qu'elle procure sont artificiels et passagers.

La graisse doit disparaître spontanément par le retour à une nutrition normale.

CHAPITRE V

Preuves cliniques de l'influence du système nerveux sur l'engraissement.

Les preuves de l'influence du système nerveux sur l'accumulation de la graisse, fournies par la clinique, sont très nombreuses. Les unes démontrent le rôle du système nerveux dans la formation de l'adipose localisée ; les autres démontrent son rôle dans la formation de l'adipose généralisée.

A. — L'adipose sous-cutanée localisée, que Landouzy assimile à un trouble trophique, au même titre que les différentes altérations ou éruptions cutanées, a été signalée par Bonnefin (1) en 1860, par Béziel (2) en 1864, par Collette (3) en 1872, et étudiée avec méthode par Vergnes (4). Ce dernier a noté l'existence d'adiposité sous-cutanée localisée dans presque toutes les amyotrophies, dans les atrophies musculaires consécutives à des arthrites, à des névralgies sciatiques, à des hémorrhagies

(1) BONNEFIN. Thèse de Paris, 1860.

(2) BÉZIEL. *Étude sur les atrophies musculaires dans leurs rapports avec le rhumatisme articulaire aigu.* Thèse de Paris, 1864.

(3) COLLETTE. Thèse de Paris, 1872.

(4) VERGNES. *Adipose sous-cutanée dans ses rapports avec les atrophies musculaires.* Thèse de Paris, 1878.

cérébrales, à des tumeurs cérébrales, à des lésions médullaires, à la paralysie infantile. Il ne l'a jamais trouvée dans l'atrophie musculaire progressive du type Aran-Duchenne.

B. — Porson (1) rapporte dans sa thèse une observation de Heurtaux (de Nantes) où « la section complète du nerf sciatique avait provoqué une paralysie persistante, l'atrophie du membre, des ulcérations perforantes au niveau des phalanges et des métatarsiens, et à la jambe une adipose notable ».

C. — Romberg, Brodie et O. Berger (2) signalent des faits où des névralgies de longue durée ont provoqué l'adipose localisée, sans autre trouble trophique.

D. — Weir Mitchell (3) a vu la blessure du trijumeau produire les mêmes conséquences.

E. — Les maladies du système nerveux et les névroses s'accompagnent assez souvent d'obésité monstrueuse.

Teissier (de Lyon) en rapporte quelques exemples cités par Worthington (4) : l'obésité a paru après plusieurs attaques d'hémiplégie, en même temps que la paralysie générale, que l'ataxie, que les symptômes du nervosisme.

(1) PORSON. Thèse de Paris, 1873.

(2) O. BERGER, in thèse de FRÉMY. *Étude critique de la trophonévrose faciale*. Paris, 1872.

(3) WEIR MITCHELL. *Des lésions des nerfs et de leurs conséquences*. Traduction française, 1874.

(4) WORTHINGTON. *De l'obésité*, p. 252.

F. — L'engraissement peut survenir après un traumatisme et évoluer rapidement ; cette obésité doit être rapprochée du diabète et de l'azoturie traumatiques. Il est aussi intéressant au point de vue doctrinal qu'au point de vue clinique.

Je rapporterai 3 observations d'engraissement traumatique ; l'une d'elles est empruntée à Du Castel (1), les deux autres me sont personnelles.

OBSERVATION I (de DU CASTEL) *(in extenso)*.

Le malade a 57 ans, il est boulanger et il appartient à une famille de bonne constitution. Il pèse actuellement 320 livres. Son père était asthmatique et mourut à 48 ans ; sa mère succomba à une attaque de dysenterie, à l'âge de 58 ans ; ses grands-parents seraient morts, l'un à 94 ans, l'autre à 96 ans. Il a eu successivement le croup, la fièvre typhoïde et des fièvres intermittentes. Dans ses antécédents, il en est un qu'il est utile, au premier chef, de relever : il est psoriasique. A l'âge de 14 ans, il a eu du psoriasis aux coudes et aux genoux ; depuis lors, annuellement, il a des poussées éruptives qui durent de cinq à six semaines.

Il a toujours eu une tendance à l'obésité ; à 20 ans, il pesait 160 livres. Quand survint l'accident à la suite duquel l'engraissement a présenté une marche aiguë et un développement tout à fait anormal, son poids oscillait entre 230 et 240 livres.

Le 22 avril 1897, il se trouvait dans une voiture qui fut renversée par un tramway à vapeur. Blessé à la tête, on le relève avec une plaie du cuir chevelu occupant la région pariétale droite, formant arc de cercle, d'une longueur de 12 à 13 centim., par laquelle le sang s'échappait en grande abondance. Il déclara n'avoir pas perdu entièrement connaissance au moment de l'accident. Il fut

(1) DU CASTEL. *Annales de dermatologie et de syphiligraphie*, t. IX, année 1898.

transporté à l'hôpital Boucicaut où l'on sutura la plaie. Après quelques jours de repos, il regagna son domicile.

Il s'était pesé le matin même du jour de l'accident : il pesait 238 livres. Le 1er juillet, il entre dans mon service pour la première fois et pesait 308 livres. Le 10 juillet, il pèse 316 livres et actuellement 320 livres.

Il ne fait pas d'écarts de régime, il a un appétit ordinaire ; il est grand buveur, boit du vin et rarement des liquides riches en alcool. Son sommeil est agité ; il a des cauchemars depuis l'accident. Aucun trouble nerveux particulier. Ni polyurie, ni polydypsie, ni polyphagie. Ni sucre, ni albumine dans les urines. Le foie est normal ; la glande thyroïde ne présente pas d'altération appréciable ; le cœur et les poumons sont normaux, malgré sa dyspnée. L'intelligence n'est pas atteinte. Le psoriasis s'éteint progressivement. Le traitement thyroïdien a été utilisé à plusieurs reprises sans succès.

Ce malade a engraissé de 70 livres en soixante-neuf jours, du 22 avril au 1er juillet.

Observation II (personnelle).

Émile P..., âgé de 30 ans, cultivateur à C..., dans les environs de Sens. Il mesure 1 mètre 69 et il pèse plus de 100 kilogr.

Il n'avait jamais été malade avant l'accident, depuis lequel le nervosisme a paru chez lui, en même temps que son poids augmentait très rapidement.

Il travaillait dans une carrière lorsqu'un éboulement de terre se produisit, l'ensevelissant, lui, son père et d'autres ouvriers.

Plusieurs hommes furent tués à ses côtés ; son père eut une jambe brisée. Quant à lui, il sortit absolument indemne de l'accident, bien qu'il fût déjà en état d'asphyxie, lorsqu'on parvint à le retirer de la carrière.

Il avait alors 18 ans et il était de grosseur moyenne. Dès ce moment, sa santé s'altéra très vite et l'obésité se développa en un temps très court.

Actuellement, il est dans un état de profonde neurasthénie ; il souffre chaque jour, après le repas, de crises gastralgiques qui durent quatre à cinq heures et qui sont d'une extrême violence.

Il a une grande tristesse qui tient autant à ses souffrances qu'au fait d'être considéré, par tous les médecins qui l'ont soigné, comme un malade imaginaire.

Observation III (personnelle).

Mme T..., marchande de vins, est âgée de 33 ans.

Elle est réglée depuis l'âge de 12 ans : les règles sont normales à tous les points de vue. Elle a des céphalées deux à trois fois par semaine, depuis l'apparition des menstrues. Elle a eu 2 enfants.

Elle a toujours été dyspeptique ; elle a des selles régulières. Son sommeil est toujours agité et elle est sujette aux vertiges.

Le cœur, le poumon et tous les autres viscères sont en parfait état.

Il y a trois ans, elle était debout sur un billard, lorsqu'un faux mouvement la fit tomber sur le sol. Elle eut une très vive émotion qui grandit encore quelques minutes plus tard, car elle eut une abondante métrorrhagie qui persista pendant un mois.

Elle pesait au moment de l'accident 114 livres, poids auquel elle se maintenait depuis longtemps.

Aussitôt après l'accident, elle commença à engraisser et en trois mois, son poids s'accroît de 54 livres.

Elle pesait 168 livres lorsque je la vis à la consultation externe de l'hospice des Enfants-Assistés, où elle était venue consulter pour son enfant. Son poids était stationnaire depuis l'augmentation de 54 livres.

G. — L'engraissement qui paraît quelquefois après une intervention chirurgicale est vraisemblablement de même nature que l'engraissement consécutif aux traumatismes.

H. — L'influence des émotions sur la production de l'obésité est nettement prouvée par un certain nombre de faits.

Worthington rapporte, d'après Wadd (1), l'histoire d'un officier sorti vivant du trou noir (Black-Hole), où les cipayes révoltés, à Calcutta, l'avaient jeté pour qu'il y mourût de faim.

Cet officier devenu obèse attribuait son engraissement au « terrible événement dont il avait failli être victime ».

Ch. Féré (2) raconte, dans son livre sur la *Pathologie des émotions*, l'histoire suivante :

« M. P..., âgé de 44 ans, est de race tuberculeuse ; sa mère est morte d'un cancer du sein. En 1883, sa femme est morte de phtisie. Il ne lui restait qu'une fille de 10 ans, atteinte de mal de Pott, et vivant dans une gouttière depuis deux ans déjà. M. P..., qui s'était dévoué à cette enfant, vivait dans une inquiétude continuelle. Au bout de quelques mois, ses tracas augmentèrent encore par la mort de son associé. Il n'avait jamais eu d'embonpoint, mais il était devenu extrêmement maigre. Il toussait un peu, avait des sueurs au moindre exercice et spontanément la nuit ; si bien que dans son entourage on s'inquiétait, d'autant plus que la fille était devenue malade du poumon et que M. P... vivait presque continuellement dans sa chambre.

« Le 23 juin 1885, elle mourut d'une hémoptysie.

« Le père eut un chagrin violent et démonstratif pendant

(1) WADD. *Cursory Remarks on corpulence*, London, 1822.
(2) Ch. FÉRÉ. *Pathologie des émotions*, 1892.

plusieurs semaines ; puis il se calma, le sommeil reparut et il s'alimenta convenablement.

« A partir de ce moment, il commença à prendre de l'embonpoint : ceci l'inquiéta et il ne comprenait pas qu'il pût engraisser en vivant aussi tristement et aussi simplement.

« Avant tous ses tourments, M. P... n'avait jamais pesé plus de 60 kilogr. ; il mesure 1 mètre 64. Le 30 octobre 1885, il pèse 82 kilogr. ; le 16 janvier 1886, il pèse 90 kilogr. 500. Il essaya des exercices violents, sans aucun résultat. Le 12 mai 1886, il pèse 102 kilogr. ; le 15 juillet, 106 kilogrammes.

« Depuis lors, son poids oscille entre 102 et 106 kilogrammes. »

On m'a communiqué des observations de sujets chez qui l'obésité a paru après les émotions du siège de Paris et de la Commune.

Enfin, je rapporte plus loin l'observation d'une femme qui, très affectée par la perte de son mari, a commencé à devenir obèse après la mort de ce dernier ; et celle d'un banquier chez qui le début de l'engraissement coïncida avec la perte de sa fortune.

I. — La dernière preuve de l'influence du système nerveux sur l'accumulation de la graisse me sera fournie par une très curieuse observation de Weir Mitchell (1).

Elle concerne une fille de 12 ans, chez qui le tissu adipeux faisait complètement défaut dans la moitié supé-

(1) WEIR MITCHELL. *American Journal of medical Sciences*, p. 105, vol. XC, juillet 1885.

rieure du corps, alors qu'il était normal dans toutes les autres régions.

L'intégrité de la peau, des masses musculaires et du squelette semblerait démontrer la possibilité de centres nerveux distincts, capables d'empêcher la formation de la graisse, ajoute Weir Mitchell, qui propose de les localiser dans le segment postérieur de la moelle, à cause des zones d'anesthésie que l'enfant présentait au niveau des deux bras.

Observation de Weir Mitchell

B. C..., âgée de 12 ans, a deux frères en bonne santé. Elle a été nourrie au biberon ; la dentition fut normale et régulière. Elle n'a marché qu'à l'âge de deux ans. Elle a eu la coqueluche à l'âge de trois mois.

En 1878, elle se refroidit et se met à tousser ; la toux avec expectoration dure trois mois environ ; elle reste faible et amaigrie après cette maladie. L'été et l'hiver qui suivent, la maigreur s'accentue, surtout au visage : ce fait attire l'attention des parents qui, en 1879, constatent le désaccord entre l'amaigrissement de la moitié supérieure et de la moitié inférieure du corps.

Elle a des sueurs très abondantes le jour et la nuit, sueurs qu'aucun traitement ne modifie.

Depuis, elle a grandi, son poids s'est accru, malgré la persistance de cet amaigrissement localisé. Elle fait de bonnes études : elle est plus active et plus vigoureuse que ses camarades.

État actuel. — Son teint est clair ; elle paraîtrait normale, s'il n'y avait pas d'amaigrissement. L'appétit, le sommeil sont bons; estomac et intestins fonctionnent bien. La dentition est excellente; pas de rachitisme.

Il y a une absence complète de graisse dans la moitié supérieure du corps, surtout remarquable au visage, dont l'apparence est celle d'une figure de vieille femme.

Les bras sont dépourvus de tout tissu adipeux ; il en est de même pour la poitrine. Les masses musculaires sont bien développées ; le squelette est fortement constitué.

Sa force est suffisante pour lui permettre de se suspendre par les bras. Tout le reste du corps est normal. Les cheveux, les ongles ne sont pas altérés.

Aucune déviation de la colonne vertébrale. Les mouvements du tronc sont souples, aisés, faciles. Les réflexes sont normaux ; le réflexe abdominal est également normal.

Elle n'a pas de réflexe mentonnier.

Aucune secousse fibrillaire.

Sensibilité intacte, sauf aux deux avant-bras, où sur le bord cubital il y a de l'hypoesthésie.

Elle localise bien les contacts ; les réactions aux courants galvanique et faradique sont normales.

Les urines ne renferment ni sucre, ni albumine.

A l'hypothèse de W. Mitchell, admettant que le tissu graisseux peut disparaître sous l'influence d'un centre nerveux spécial, se rattache l'hypothèse de l'accumulation de la graisse sous l'influence de ce même centre.

Dans un cas, on serait en droit d'admettre que la destruction des graisses est exagérée, à cause de sa suractivité fonctionnelle ; dans l'autre cas, c'est à son inhibition que serait due l'adipose.

J. — Chez tous les obèses on constate l'existence de symptômes de névrose ou de neurasthénie.

DEUXIÈME PARTIE

ÉTIOLOGIE

J'ai déjà traité un certain nombre de questions qui appartiennent aussi bien à la pathogénie de l'obésité qu'à son étiologie. Je les laisserai donc de côté et, dans ce chapitre, j'étudierai uniquement les points que je n'ai pas encore abordés.

Si l'on considère l'obésité comme une maladie, son étiologie est aussi complexe que confuse. Si, au contraire, on la ramène au rang de symptôme morbide, on la voit, sans étonnement, paraître au cours d'états qui semblent différents en apparence, mais qui ont tous, comme substratum, une nutrition troublée.

Ainsi peut s'expliquer cette étiologie si disparate.

§ 1. — **Menstruation. Grossesse. Lactation. Ménopause.**

Chez la femme, l'obésité est principalement contemporaine de la puberté, de la grossesse, de la lactation et de la ménopause, c'est-à-dire des trois actes de sa vie génitale.

Mais, lorsque la fonction menstruelle s'établit facilement chez la jeune fille, lorsque la grossesse et l'allaitement n'ont pas troublé la femme, lorsque la ménopause arrive sans accident, l'obésité ne paraît pas.

Souvent, chez une même femme, à ces trois périodes, survient l'obésité qui disparaît ensuite.

On a observé que des règles trop abondantes ou des règles très irrégulières peuvent également s'accompagner d'obésité. Tous les auteurs sont d'accord sur ces faits. Kisch trouve, chez 215 femmes obèses, 208 fois des anomalies menstruelles, dont 165 fois ou de l'aménorrhée ou des règles peu abondantes et 146 fois de la leucorrhée.

Chez les jeunes filles anémiques ou chlorotiques, la tendance à l'obésité est assez fréquente. Or, une même thérapeutique a une heureuse influence sur les unes et sur les autres : le repos au lit et un régime sévère font maigrir les anémiques et les chlorotiques obèses en même temps que l'anémie et la chlorose guérissent. Ce même traitement fait reparaître les règles souvent absentes depuis plusieurs mois.

J'ai vu un grand nombre de cas de ce genre, à l'hospice des Enfants-Assistés, dans le service du professeur Hutinel, pendant ma dernière année d'internat.

Pour expliquer ce groupe de faits, en utilisant les données pathogéniques exposées plus haut, je dirai que l'obésité, symptôme d'une nutrition troublée, a paru chez l'une à la suite d'une menstruation difficile, chez l'autre à la suite d'une menstruation trop abondante, menstruations anormales qui, elles aussi, sont également l'indice d'une nutrition troublée.

§ 2. — Castration.

A toutes les époques, on a vu que les animaux châtrés étaient beaucoup plus facilement engraissés que les animaux entiers.

Chez l'homme, la castration n'a pas pour conséquence nécessaire l'engraissement. Les eunuques, en Turquie et en Égypte, sont généralement grands et maigres, malgré l'affirmation contraire de quelques ouvrages classiques.

De plus, toutes les femmes qui ont subi la castration n'engraissent pas. Il est intéressant de noter, que celles dont la santé générale est améliorée après l'intervention chirurgicale ne subissent pas de changement notable de poids.

Récemment, A. Lœwy et P. F. Richter (1) ont étudié les échanges respiratoires chez une chienne avant et après la castration. Elle consommait, avant l'opération, par kilogramme et par minute, 6,163 centim. cubes d'oxygène; après l'opération, la consommation resta la même pendant dix semaines, puis diminua peu à peu pour descendre à 5,051 centim. cubes, c'est-à-dire devenant 20 p. 100 plus faible.

L'animal reçut alors de l'extrait d'ovaire et la consommation d'oxygène redevint ce qu'elle était avant la castration. On cessa de donner l'extrait et la diminution de l'oxygène consommé reparut. Ils signalent ce fait comme preuve du ralentissement des échanges respiratoires après la castration, influence qui pourrait être invoquée, d'après eux, pour expliquer les rapports de l'obésité et de la castration.

(1) Richter et Lœwy. Sexualfonction und Stoffwechsel. *Du Bois' Archiv*, Suppl., 1889, p. 174.

§ 3. — Hémorrhagies.

Quelques auteurs ont dit que les saignées copieuses provoquent l'engraissement; ils s'appuient sur une observation unique de Boerhaave pour étayer cette notion.

Si la saignée avait la propriété de favoriser, chez l'homme, l'engraissement, nos ancêtres, qui étaient si fréquemment saignés, auraient dû être tous obèses.

§ 4. — Maladies aiguës.

L'obésité qui paraît après les maladies aiguës graves, fièvre typhoïde ou autres, est admise par tous et s'observe souvent. Elle s'explique aisément, car quelle cause pourrait mieux et plus complètement troubler la nutrition qu'une maladie infectieuse venant agir sur tous les tissus, sur tous les organes, sur tous les viscères?

M. Bouchard a noté que dans le cinquième des cas qu'il a observés, une maladie aiguë fut l'occasion du développement de l'obésité (1).

§ 5. — Obésité et maladies qui l'accompagnent.

Le symptôme morbide, engraissement, indice d'un trouble nutritif, n'évolue jamais seul.

M. Bouchard, dans ses leçons à la Faculté, en 1879, avait prouvé, avec des chiffres, les affinités morbides de l'obésité. Il les a exposées dans le tableau suivant :

(1) BOUCHARD. *Maladies par ralentissement de la nutrition*, p. 119.

MALADIES ASSOCIÉES	NOMBRE DES CAS DE CES MALADIES ASSOCIÉES POUR 1000 CAS D'OBÉSITÉ	NOMBRE DES CAS DE CES MALADIES ASSOCIÉES POUR 1000 CAS DE MALADIES AUTRES QUE L'OBÉSITÉ	RAPPORT	NOMBRE DES CAS D'OBÉSITÉ POUR 1000 CAS DE LA MALADIE ASSOCIÉE	NOMBRE DES CAS D'OBÉSITÉ POUR 1000 CAS DE MALADIES AUTRES QUE LA MALADIE ASSOCIÉE	RAPPORT
Albuminurie simple	207	162	1,28	91	68	1,34
Lithiase urique	150	23	6,52	333	63	5,29
Dyspepsie	138	200	0,69	49	78	0,63
Diabète sucré	127	41	3,10	193	66	2,92
Néphrite	115	61	1,89	128	69	1,86
Gros foie	115	152	0,76	55	75	0,73
Bruits de galop	115	54	2,13	143	68	2,10
Goutte	104	33	3,15	196	68	2,88
Bronchite sibilante	104	11	9,46	429	66	6,50
Lithiase biliaire	92	23	4,00	242	69	3,51
Eczéma	92	24	3,83	228	68	3,35
Névropathie	81	155	0,52	39	78	0,50
Dilatation gastrique	69	255	0,27	21	89	0,24
Hémorrhoïdes	58	14	4,14	238	70	3,40
Perte des réflexes	58	21	2,29	178	70	2,54
Rhumatisme articulaire chronique	46	26	1,77	121	71	1,70
Rhumatisme musculaire	46	26	1,77	121	71	1,70
Migraines	33	16	2,06	143	74	1,93
Gastralgie	35	14	2,50	167	71	2,35
Asthme	35	12	2,91	187	71	2,63
Anémie	35	65	0,54	40	75	0,53
Angine de poitrine	35	19	1,84	143	71	2,01
Hystérie	35	30	1,17	83	72	1,15
Syphilis	35	32	1,20	79	72	1,10
Glycosurie simple	35	15	2,33	150	72	2,08
Alcoolisme	23	12	1,92	133	72	1,85
Psoriasis	23	5	4,60	250	71	3,52
Diarrhée chronique	23	16	1,44	100	72	1,39
Gastrites	23	14	1,64	111	72	1,54
Névralgies	23	28	0,84	61	73	0,84
Névrites	23	14	1,64	118	72	1,64
Hypertrophie cardiaque	23	12	1,90	133	72	1,85
Rhumatisme d'Heberden	12	7	1,71	111	72	1,54
Phtisie pulmonaire	12	49	0,25	18	75	0,24
Entérocolite	12	28	0,43	31	74	0,42
Insuffisance aortique	12	14	0,86	63	73	0,86
Insuffisance mitrale	12	13	0,92	67	73	0,92
Furonculose	12	5	2,40	143	72	1,99

M. Bouchard ajoute que l'absence d'association morbide n'est notée que 22 fois pour 1,000 cas, alors qu'elle est notée 207 fois sur 1,000 pour le diabète et 61 fois sur 1,000 pour la lithiase biliaire.

J'irai même plus loin encore que mon maître, M. Bouchard, et je dirai que jamais l'obésité n'évolue seule, cette conviction étant fondée sur l'étude de centaines d'observations que j'ai pu analyser.

La maladie qui est la plus fréquemment associée à l'obésité est la dyspepsie.

§ 6. — Dyspepsie et obésité.

Aucun des traités, anciens ou récents, concernant les maladies du tube digestif, ne parle des rapports de l'obésité et de la dyspepsie, alors que l'on voit tous les obèses être dyspeptiques.

Cependant la dyspepsie engendre rarement l'obésité; elle entraîne plus souvent la maigreur à sa suite. Pour que le dyspeptique devienne obèse, il faut généralement un élément en plus, élément variable, ainsi que cette étude étiologique le montre.

Dans le très grand nombre d'observations que j'ai eu à ma disposition et dont je dois la plus grande part à mon père, le Docteur M. Leven, je n'ai pas trouvé un seul cas où il n'y eût des symptômes gastro-intestinaux. Ces symptômes, très nombreux, très accentués parfois, étaient souvent réduits au minimum, parce que, lorsque l'obésité survient, la dyspepsie gastro-intestinale étant de très ancienne date, ses manifestations se sont atténuées ou modifiées, et la constipation, des hémorrhoïdes, des névralgies intercostales, de la dyspnée gastrique ou d'autres symptômes consécutifs sont seuls présents pour révéler le passé gastrique du malade.

Si l'on étudie avec ces indications l'histoire pathologique de l'obèse, jamais on ne trouvera en défaut la notion : l'obèse est toujours un dyspeptique.

Lorsque j'ai passé en revue les différentes questions intéressant l'étiologie de l'obésité, j'ai considéré successivement les rapports de l'engraissement avec la grossesse, la menstruation, l'alimentation, le mouvement, etc.

Dans ces différents états, la dyspepsie entre toujours en jeu ; elle est constamment l'intermédiaire nécessaire.

Cette présence de la dyspepsie s'explique par la raison que toute cause ayant une influence défavorable sur le système nerveux et par conséquent sur la nutrition, a un retentissement immédiat sur le plexus solaire. Et comme celui-ci réagit à son tour sur les autres centres nerveux, il en résulte que le mal s'étend et que la nutrition s'altère de plus en plus.

Ainsi pourra s'expliquer comment, au cours de l'obésité, la dyspepsie se retrouve toujours.

Une fille mal réglée est obèse et dyspeptique. Quel est l'ordre de succession des faits morbides ? Elle est mal réglée ; l'aménorrhée entraîne à sa suite la dyspepsie et plus tard survient l'engraissement.

Cette conception est justifiée par l'influence de la thérapeutique. Cette fille, mal réglée, obèse et dyspeptique, ne guérira que si le traitement vise à la fois l'aménorrhée et la dyspepsie. L'obésité disparaîtra spontanément, sans être attaquée directement, lorsque l'estomac ne souffrira plus et lorsque les règles reparaîtront, c'est-à-dire, quand la nutrition sera normale dans toutes ses modalités.

TROISIÈME PARTIE

ÉTUDE CHIMIQUE DE LA NUTRITION DANS L'OBÉSITÉ

CHAPITRE PREMIER

Échanges respiratoires.

Les échanges organiques, dans l'obésité, ont été jugés par l'étude des échanges gazeux et par l'étude des matériaux azotés de l'urine. Je ne me suis occupé que du deuxième mode d'étude : aussi n'exposerai-je mes recherches sur ce sujet qu'après avoir traité la question des échanges gazeux.

L'étude des échanges respiratoires, chez les obèses, a été faite par Thiele et Nehring (1), par Stüve (2), par A. Magnus-Lévy (3), par v. Noorden (4) et récemment par Jaquet et Svenson (5).

(1) Thiele et Nehring. Untersuchungen des respirator. Gaswechsels. *Zeitschrift für klin. Med.*, XXX, 41, 1896.

(2) Stüve. *Arbeiten aus dem städtischen Krankenhause in Frankfurt a. M.* Festschrift, p. 44, 1896.

(3) Magnus-Lévy. Untersuchungen zur Schilddrüsenfrage. *Zeitschr. für klin. Med.*, XXXIII, 1897.

(4) v. Noorden. *Pathologie des Stoffwechsels*, p. 448, 1893.

(5) Jaquet et Svenson. *Zeitschr. für klin. Med.*, XLI, p. 375, 1900.

Toutes ces recherches sont entachées d'une même erreur : toutes les valeurs trouvées sont rapportées au kilogramme d'homme, au kilogramme brut, renfermant tout à la fois des éléments dont la mise en action contribue à la formation de CO^2 et d'autres absolument indifférents à cette formation. Voilà pourquoi, il ne faut pas se laisser entraîner trop loin dans la voie des conclusions, par les chiffres trouvés.

Cette réserve faite, voyons les résultats obtenus.

Le tableau suivant nous fournit quelques données.

NOMS	AGE	POIDS EN KILOGR.	TAILLE EN CENTIM.	CONSOMMATION D'OXYGÈNE PAR MINUTE (CENT. CUBES)	CONSOMMATION D'OXYGÈNE PAR KILOG. ET MINUTE (CENT. CUBES)	AUTEURS
M. D.	30	94	167	256.1	2.71	v. Noorden.
Mlle X.	35	70	.....	233.1	3.33	»
Mme E.	.....	124.5	.....	287.2	2.31	Thiele-Nehring.
Dr P.	35	97	.....	272	2.80	Stüve.
H.	4	48.8	129	153.6	3.15	Magnus-Lévy.
Mme M.	64	69.5	151	239.8	3.45	»
Mme S.	56	76	144	188.6	2.48	»
Mlle E.	25	77	156	226.6	2.94	»
Mme K.	57	88	.....	330.2	3.74	»
Mlle B.	43	107	160	257.3	2.40	»
Mme H.	32	114.4	160	320.2	2.88	»
Mme S.	41	133.3	152	282.0	2.12	»
M. A.	23	80.2	174	257.8	3.22	»
M. M.	43	80.1	169	278 6	3.48	»
M. S.	71	91.5	169	258.0	2.82	»
Dr B.	28	92.7	167	262.2	2.83	»
M. H.	46	96.0	167	231.2	2.41	»
M. D.	48	109	167	307.2	2.82	»
M. H.	.....	126	.....	414	3.29	Jaquet-Svenson.
M. K.	.....	112	.....	357	3.17	»
M. Z.	.....	90	.....	268	2.97	»

V. Noorden est d'accord avec Magnus-Lévy pour dire que les nombres trouvés ne sont jamais assez faibles pour permettre d'affirmer qu'il y a diminution de l'activité destructrice du protoplasma, « des protoplasmatischen Zersetzungsenergie ». Quelques nombres sont à la limite des nombres normaux ; ils sont peut-être pathologiques, mais nous n'avons pas de critérium pour pouvoir l'affirmer.

Magnus-Lévy a montré que la diminution quotidienne des échanges, dans une de ces observations, représente, au bout de l'année, une économie de 4 kilogr. de graisse.

Je ferai remarquer qu'un malade qui tend vers l'obésité engraisse toujours très vite et gagne 4 kilogr. en quelques semaines, le plus souvent : la théorie de M. Lévy est donc encore insuffisante pour expliquer l'accumulation de la graisse.

Jaquet et Svenson ont repris l'étude des échanges respiratoires chez les obèses à jeun ; ils ont trouvé des chiffres voisins de la normale et même de la limite supérieure de la normale (3 centim. cubes à 4 centim. cubes 5 d'oxygène fixé et 2 centim. cubes 5 à 3 centim. cubes de CO^2 éliminé par minute et par kilogramme).

En déduisant du poids du corps celui de la graisse, ils trouvent des valeurs plus fortes que les valeurs moyennes.

Ils ont fait des recherches analogues sur les mêmes obèses après un repas de composition déterminée, et ils ont observé que pendant une période de digestion de quatorze heures, un des sujets consommait 31 gr. 23 d'oxygène en moins qu'un individu ordinaire.

Ce sujet économisait ainsi 4 kilogr. de graisse par an. De leurs recherches, ces auteurs ont conclu que chez les obèses, après le repas, l'augmentation des processus d'oxydation est moins considérable et de plus courte durée que chez les sujets normaux.

Voici, avec quelques détails, ce que Jaquet et Svenson ont observé.

M. Lévy note, après l'absorption de 120 à 310 gr. de viande rôtie, une augmentation lente dans l'absorption de l'oxygène qui est supérieure de 15 à 23 p. 100 à l'absorption à jeun.

Chez les obèses de Jaquet et Svenson, dans les premières heures qui suivent l'ingestion de 200 gr. de viande, la production de CO^2 et l'absorption d'O diminuent légèrement. Ces deux valeurs n'augmentent qu'après la quatrième heure et l'augmentation cesse complètement après la sixième heure.

Des résultats analogues ont été observés par ces auteurs avec un régime mixte.

Étant donné ce fait, un des sujets en expérience reçoit une nourriture représentant 2,312 calories. La consommation d'oxygène à jeun est de 322 centim. cubes par minute; la consommation d'oxygène, entre huit heures du matin et dix heures du soir, est de 364 centim. cubes répondant à une augmentation de 13 p. 100, en rapport avec les périodes de digestion. Pendant ces quatorze heures, il consommera donc 305 litres 76.

Plaçons à côté de ces nombres, qui sont ceux de Jaquet et Svenson, pour un obèse, ceux de M. Lévy, pour un homme normal.

Dans les quatorze heures de période digestive, l'homme normal a consommé 21 p. 100 d'oxygène en plus que dans les heures qui ont précédé le repas. Donc l'homme normal aura utilisé 327 litres 6 d'oxygène au lieu des 305,76 de l'homme obèse.

Ce sont ces différences qui permettent de supposer chez l'obèse une épargne quotidienne de 11 gr. de graisse et une épargne annuelle de 4 kilogrammes.

CHAPITRE II

Les coefficients urinaires.

§ 1. — Utilité d'une alimentation d'épreuve.

C'est à l'étude des coefficients urinaires que je me suis spécialement attaché, pendant cette année de recherches, effectuées dans le laboratoire de M. le professeur Bouchard.

C'est à la lumière des données nouvelles qu'il a introduites dans l'étude des troubles de la nutrition, que j'ai essayé d'étudier la transformation des matériaux azotés chez l'obèse.

Je n'ai étudié que les obèses dont le foie, les reins, le cœur, les poumons, le corps thyroïde étaient normaux, pour connaître les formules urinaires dans l'obésité, indépendamment des modifications nutritives pouvant relever de l'altération de ces viscères ou de ces organes.

Je les ai étudiés aux différents âges de la vie, puisque le sujet le plus jeune avait 7 mois et le plus âgé 68 ans.

Je les ai étudiés en les soumettant à ce que je propose d'appeler l'ALIMENTATION D'ÉPREUVE (1), alimentation suffi-

(1) De l'utilité d'une alimentation d'épreuve dans les recherches sur la nutrition. *C. R. de la Soc. de biologie*, 30 mars 1901.

samment riche pour couvrir les dépenses de l'organisme, d'une digestion demandant au tube digestif, toujours souffrant chez l'obèse, un minimum de travail.

Chez tous les malades, sauf chez l'enfant de 7 mois, nourri au sein, l'alimentation consista en 2 litres de lait sucré sans ou avec 1, 2, 3... 5, 6 œufs, selon l'âge et le travail du sujet.

On a toujours comparé le chimisme gastrique de sujets soumis à un repas d'épreuve invariable. Il est indispensable d'agir de même, lorsqu'on étudie la nutrition : si cette habitude se généralisait, il serait plus facile de comparer entre elles les recherches des auteurs.

Nous ne pouvons plus nous contenter, comme par le passé, de renseignements relatifs aux corps contenus dans l'urine, sans connaître les ingesta et non pas seulement leur composition chimique, mais encore leur nature. L'élimination azotée est, en effet, variable, selon la forme sous laquelle on fournira l'azote à l'organisme.

Un même nombre de grammes de matières albuminoïdes ne fera pas le même nombre de grammes d'urée, selon qu'il est fourni par tel ou tel aliment, plus ou moins aisément absorbé, plus ou moins facilement assimilable.

M. Bouchard a écrit autrefois que chez 59 obèses observés par lui, l'urée était 15 fois normale, 30 fois diminuée, 14 fois augmentée. Il a critiqué lui-même, depuis, ses observations ; car l'urée varie avec l'alimentation et dans cette appréciation du taux de l'urée, il n'était pas tenu compte de l'aliment.

Bien souvent, on voit soigner, comme hypoazoturiques ou comme azoturiques, des malades, que l'on devrait considérer comme normaux au point de vue de l'excrétion de l'urée, si l'on prenait la peine d'estimer la richesse azotée de leur alimentation.

J'ai examiné le plus souvent les urines le 3e jour de l'alimentation d'épreuve, pour être dans les meilleures conditions d'expérimentation.

A la rigueur, lorsque le régime du lait et des œufs est désagréable au malade, on peut utiliser les urines du 2e jour. Je les ai encore examinées le 5e et le 6e jour, après le début de l'alimentation d'épreuve.

On ne doit jamais conclure après une seule analyse. J'ai montré que, chez l'enfant, avec un régime constant, il y a des variations quotidiennes dans le taux de l'urée (1).

Si, par contre, chez l'adulte normal (2) il n'en est pas de même, la fixité de l'urée étant remarquable, avec un régime invariable chez l'individu dyspeptique, il y a des variations assez notables, d'un jour à l'autre, pour nécessiter deux à trois analyses, avant de poser des conclusions.

L'analyse des urines a toujours porté sur la totalité des urines émises en vingt-quatre heures, car la teneur d'un échantillon varie selon l'heure où il a été recueilli.

Le dosage de l'azote total a été fait avec la méthode de Kjeldahl. Pour les dosages du carbone, j'ai utilisé l'appareil imaginé par le Dr Desgrez (3). Je donnerai plus loin la description de cet appareil et son mode d'emploi.

(1) G. Leven. *Comptes rendus de la Société de biologie*, 1900, p. 948.

(2) *Ibidem*, 2 février 1901.

(3) Je tiens à remercier ici M. le professeur agrégé Desgrez, dont les conseils m'ont été si précieux pour toutes mes recherches chimiques.

Les analyses ont été faites au début du traitement et pendant la période où le malade a suivi un régime pour maigrir. Elles m'ont conduit à poser un certain nombre de conclusions.

La nutrition des obèses (à obésité non compliquée) ne diffère pas de la nutrition normale, au point de vue des coefficients urinaires.

Chez tous, le volume des urines est normal. Il est de 1,400 à 1,450 gr. pour 2 litres de lait.

Le taux de l'urée est proportionnel à la richesse azotée de l'alimentation.

Pendant la semaine où une malade âgée de 68 ans, mesurant 1^m^,48 et pesant 98 kilogr., perd 2 kilogr. 800, la quantité d'urée (avec alimentation d'épreuve invariable) est la même que la quantité excrétée pendant les quatre semaines, où elle ne perd que 400 grammes.

Une fois cependant, chez un sujet de 103 kilog., mesurant 1^m^,77, j'ai trouvé les nombres suivants (alimentation : 2 litres de lait sucré et 6 œufs) :

VOLUME EN CENT. CUBES	DENSITÉ	Δ	AZOTE D'URÉE POUR 1,000	AZOTE TOTAL POUR 1,000	URÉE DES 24 HEURES	AZ. URÉE / AZ. TOTAL	NA.CL DES 24 HEURES
—	—	—	—	—	—	—	—
1.410	1.024	— 1.67	15 gr. 45	16 gr. 70	46 gr. 39	0.92	5.86

J'ai trouvé ces nombres, un mois après le début du traitement. Le malade avait perdu 5 kilogr. 500. Dans ce cas particulier, à ce moment, il y avait azoturie; le malade excrétait plus d'azote qu'il n'en consommait.

Ce fait est à retenir, à cause des discussions qui se sont produites, lorsqu'il s'est agi d'établir si l'on peut ou non faire maigrir sans pertes azotées.

Pour v. Noorden et Dapper (1), on peut arriver à ne faire perdre aux obèses que de la graisse, sans provoquer la destruction des albuminoïdes. Hirschfeld (2) a contesté leurs conclusions. D'après ce que j'ai vu, il semble qu'avec le régime suivi par les obèses que j'ai traités, il ne se produit qu'une perte de graisse.

L'azoturie, que je n'ai rencontrée qu'une seule fois, que Dapper a observée, mais avec des rations réduites, que Hirschfeld, qui rationne ses malades, croit obligatoire, dépend peut-être d'une suractivité destructrice du foie, quand celui-ci reprend un fonctionnement normal, sous l'influence d'un régime alimentaire convenable.

Cette azoturie ne tiendrait donc pas au besoin de faire des calories, les albuminoïdes contribuant par leur propre destruction à remplacer les calories que l'alimentation réduite ne peut plus fournir.

Je signalerai enfin que la quantité moyenne des urines reste la même pendant la durée de l'amaigrissement physiologique, lorsqu'on ne demande pas à la soustraction de l'eau de donner l'apparence de l'amaigrissement.

§ 2. — Valeurs des coefficients urinaires.

J'ai étudié, chez les obèses, les différents coefficients urinaires qui permettent d'apprécier certains éléments de l'activité nutritive.

(1) v. Noorden et Dapper. Ueber den Stoffwechsel fettleibiger Menschen bei Entfettungscuren. *Berliner klin. Woch.*, 1894, n° 24.

(2) Hirschfeld. Ueber den Eiweissverlust bei Entfettungscuren. *Berl. klin. Woch.*, 1894, p. 621.

Chez l'homme sain, la nutrition active tend à augmenter le chiffre de l'urée et à faire passer tous les corps azotés urinaires à l'état d'urée. C'est le rapport $\frac{Az^u}{Az^t}$, rapport de l'azote de l'urée et de l'azote total, qui nous indique si la transformation est plus ou moins complète.

La valeur moyenne de $\frac{Az^u}{Az^t} = 0,85$. Chez les obèses que j'ai observés, j'ai généralement trouvé un coefficient normal; souvent aussi il a été plus élevé et a atteint 0,88, 0,90 et 0,92 même.

Je rappellerai, à ce propos, que chez certains sujets le coefficient azoturique $\frac{Az^u}{Az^t}$ était normal, lorsqu'ils étaient soumis à l'alimentation d'épreuve, alors qu'il tombait au-dessous de la normale, lorsque le malade se nourrissait à sa guise.

Dans ces conditions, chez une femme, j'ai trouvé une valeur de $\frac{Az^u}{Az^t} = 0,67$, alors que pour l'alimentation d'épreuve, $\frac{Az^u}{Az^t} = 0,87$.

Un deuxième rapport $\frac{C^t}{Az^t}$ indique l'énergie du foie, qui soustrait à l'albumine une partie de son carbone pour en faire du glycogène et qui enlève du carbone aux dérivés de l'albumine destinés à s'éliminer par les reins.

La nutrition active tend non seulement à faire passer les corps azotés à l'état d'urée, mais à dégager le carbone des combinaisons azotées et à le détourner vers la voie intestinale. M. Bouchard attribue à $\frac{C^t}{Az^t}$ une valeur moyenne de 0,87, les valeurs extrêmes qu'il a trouvées étant 0,64 et 1,12, chez des sujets sains.

J'ai trouvé des valeurs oscillant autour de 0,72.

Le coefficient $\frac{C^u}{C^t}$, rapport du carbone de l'urée au carbone urinaire total, a sensiblement la même signification qu' $\frac{Az^u}{Az^t}$. Sa valeur moyenne est 0,43. Les valeurs extrêmes, chez l'homme normal, ont été 0,37 et 0,63. J'ai trouvé des nombres qui ont varié entre les mêmes limites.

Un quatrième coefficient est le rapport $\frac{C^e}{Az^e}$, rapport du carbone extractif et de l'azote extractif. On obtient le carbone extractif en retranchant le carbone de l'urée du carbone total ; on a l'azote extractif en retranchant l'azote de l'urée de l'azote total. Ce coefficient indique le degré d'imperfection des matières extractives.

La valeur moyenne est 3,50. Les valeurs extrêmes sont 1,14 et 7,17. J'ai trouvé pour $\frac{C^e}{Az^e}$ des valeurs également très variables.

Un dernier coefficient est le rapport $\frac{C^t}{C^a}$ auquel M. Bouchard accorde une grande importance.

Il indique en quelle proportion s'élimine par les urines le carbone de l'albumine détruite. Pour l'obtenir, on multiplie par 6,736 le chiffre de l'azote urinaire total : on a ainsi le chiffre de l'albumine détruite. On multiplie le produit par 0,536 et on a le carbone de cette albumine.

Plus simplement, on multiplie le chiffre de l'azote urinaire total par 3,61 et on a le carbone de l'albumine détruite. On divise par ce nombre le chiffre du carbone total.

La valeur moyenne de $\frac{C^t}{C^a} = 0,25$. Les valeurs que j'ai trouvées ont toujours été inférieures à cette moyenne et voisines de 0,18, la valeur la plus basse des tables de M. Bouchard (1).

(1) BOUCHARD. *Traité de pathologie générale*, t. III, p. 253.

Appareil du Dr Desgrez pour le dosage du carbone total (1).

L'appareil se compose d'un ballon en verre à large ouverture, d'une capacité de 100 centim. cubes environ. Le col de ce ballon, rodé sur la partie inférieure et élargie d'un tube de réfrigérant vertical à boules, est évasé de façon à former autour de ce tube une rigole que l'on remplit d'acide sulfurique, pour assurer une fermeture rigoureuse.

A la partie élargie du réfrigérant sont soudés, de part et d'autre du tube central de dégagement, deux autres tubes : l'un porte une petite ampoule à brome, permettant d'introduire peu à peu l'urine et l'acide sulfurique, sans laisser sortir de gaz du ballon ; l'autre, qui descend au fond du ballon, est relié par un tube de caoutchouc, muni d'une pince de Mohr, à une éprouvette à pied contenant de la chaux sodée.

Ce dernier tube permet de faire passer, au moyen d'un aspirateur, un courant d'air privé d'acide, carbonique, lorsque l'opération est terminée.

Enfin, la partie supérieure du réfrigérant se termine par un tube abducteur, 2 fois coudé à angle droit, qui amène les gaz dans une série de tubes en U.

(1) Desgrez. *Comptes rendus de la Société de biologie*, 18 décembre 1897, et Perrier, *Sur l'alimentation par voie sous-cutanée* .Thèse de Paris, 1900.

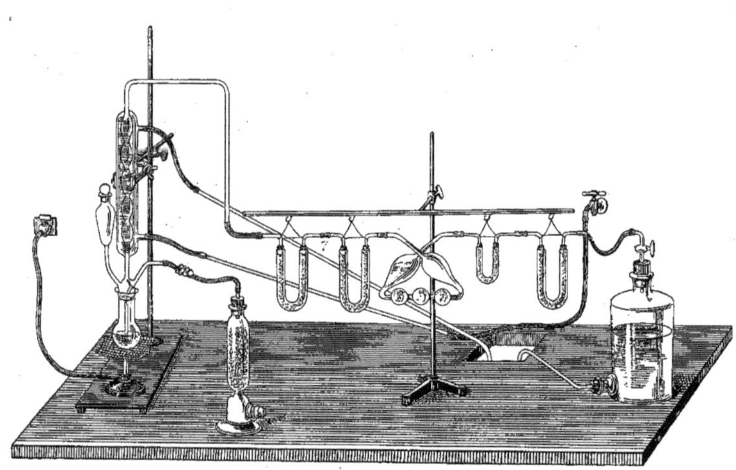

Appareil du Dr Desgrez.

Le premier de ces tubes renferme de la ponce sulfurique, destinée à absorber la vapeur d'eau, entraînée par les gaz, qui n'a pas été condensée par le réfrigérant.

Le deuxième renferme dans sa première branche du ferrocyanure de potassium pulvérisé et desséché et dans la deuxième branche du borax, également desséché.

Ces sels retiendront le chlore et l'acide chlorhydrique provenant des chlorures des urines. En absorbant ce chlore, le ferrocyanure desséché, qui est blanc, prend une teinte jaune due à sa transformation en ferricyanure.

Les gaz barbotent ensuite dans une solution de potasse pure à 50 p. 100, contenue dans un tube à boules de Liebig. Le barboteur est suivi d'un tube en U renfermant des pastilles de potasse. C'est l'augmentation de poids du tube de Liebig et de ce tube à potasse, après l'expérience, qui indiquera la quantité d'acide carbonique formée et par suite la quantité de carbone contenue dans l'urine.

Enfin, un dernier tube en U renferme de la ponce sulfurique pour absorber la vapeur d'eau qui pourrait provenir de l'aspirateur.

On procède ainsi pour les dosages :

On met environ 8 gr. d'acide chromique dans le ballon à large ouverture ; on l'ajuste sur le réfrigérant et on met un peu d'acide sulfurique dans la rigole.

Les joints de caoutchouc réunissant les tubes étant bien vérifiés, on fait passer dans l'appareil un courant d'air privé d'acide carbonique par son passage à travers la chaux sodée de l'éprouvette. On cesse l'aspiration et on écrase avec la pince de Mohr le tube de caoutchouc qui amenait l'air.

On tare le tube de Liebig et le tube en U à potasse et on remet le tout en état.

On verse alors dans le tube à brome 10 centim. cubes d'urine non filtrée et bien agitée ; puis, on fait passer très lentement cette urine dans le ballon. Il se fait déjà un dégagement de gaz, sans addition d'acide.

On introduit ensuite très lentement dans le ballon 30 centim. cubes d'acide sulfurique concentré et pur, versé préalablement dans le tube à brome.

Lorsque tout l'acide est introduit et lorsque le dégagement gazeux se ralentit, on chauffe avec un bec de Bunsen, d'abord très légèrement, puis plus fortement.

Le dégagement gazeux dans le tube de Liebig doit toujours être assez lent : on doit, comme l'on dit, pouvoir compter les bulles de gaz.

Quand, malgré l'ébullition dans le ballon, les bulles deviennent rares dans le barboteur, on éteint le bec Bunsen et on fait passer un courant d'air pour entraîner l'acide carbonique qui peut rester dans tout l'appareil.

On pèse le tube de Liebig et le tube témoin. On en déduit par le calcul la quantité de carbone renfermée dans les 10 centim. cubes d'urine utilisée.

QUATRIÈME PARTIE

ÉTUDE CLINIQUE

CHAPITRE PREMIER

Définition de l'obésité. Adiposité.

Tous les auteurs qui se sont occupés de l'obésité se sont heurtés à une même difficulté, lorsqu'il s'est agi pour eux de préciser où commence l'obésité.

Les tables des poids moyens sont toutes imparfaites; elles donnent des chiffres trop forts ou trop faibles; elles ne tiennent pas compte de la musculature, de la corpulence de l'individu.

Si l'on veut bien admettre que tout homme normal, adulte, a un poids constant, l'engraissement pathologique commence dès qu'une augmentation de poids, même minime (4 à 5 kilogr.), se produit en six à huit semaines chez un sujet qui n'est pas amaigri.

Cette notion lèvera toutes les difficultés : elle se déduit de l'observation de tous les cas cliniques que j'expose plus loin.

L'engraissement pathologique est toujours très rapide, beaucoup plus rapide que l'engraissement physiologique. Cette brusque augmentation de poids, si peu considérable qu'elle paraisse, a la même valeur qu'une augmentation 3 à 4 fois plus forte : elle démontre le même trouble de la santé ; elle est la première étape sur le chemin de l'obésité proprement dite.

Le poids d'un homme normal, pour une taille déterminée, est modifié par la complexion, c'est-à-dire l'ampleur, la solidité de la charpente et par la musculature.

Le premier, M. Bouchard a introduit, dans les tableaux des poids, les coefficients nous permettant de faire les corrections que comportent la musculature et la complexion du sujet que nous étudions et dont nous voudrions connaître le poids, s'il était normal.

Il nous a donné de plus une notion nouvelle, la notion d'adiposité.

Elle nous sera tout particulièrement utile, car elle nous permettra de déterminer avec une assez grande précision le nombre de kilogrammes de graisse que le sujet observé a en plus que l'individu normal de même taille, de même hauteur, de même complexion, de même musculature.

Je renvoie le lecteur au chapitre, « Les troubles préalables de la nutrition », pour tous les détails de cette étude (1).

L'adiposité est le rapport entre la quantité de graisse renfermée dans le corps d'un sujet et la quantité que

(1) *Traité de pathologie générale*, t. III, première partie.

contiendrait le corps d'un sujet de même taille supposé normal.

Je rappelle que pour faire plus facilement l'étude comparative de l'homme dans ses éléments statiques, masse, composition, surface, afin de pouvoir mesurer ensuite ses activités rapportées à l'unité statique, M. Bouchard a considéré l'homme comme un cylindre de substance organique ayant pour hauteur la taille de l'individu, pour volume le volume de l'individu, pour masse son nombre de kilogrammes.

Dans ce cylindre, il considère des segments de 1 décim. et il appelle segment anthropométrique, cette fraction du cylindre qui a pour hauteur l'unité, le décimètre, et pour formule $\frac{P}{H}$, le poids compté en kilogrammes, divisé par la taille mesurée en décimètres.

Le segment a une composition chimique qui est la suivante (v. Noòrden) :

Albumine	160 grammes.
Graisse	130 —
Eau	660 —
Matières minérales	50 —
	1.000 grammes.

Il est donc possible d'établir une table de la composition en graisse et en albumine des segments, selon la taille et le poids.

Prenons un exemple :

Pour une femme de 84 kilogr. 900, mesurant 14 décimètres 91, le segment réel $\frac{P}{H} = \frac{84,9}{14,91} = 5,76$.

Le tableau des segments moyens lui assigne pour segment moyen 3,59. Comme elle a une musculature et une complexion normales, son segment normal (1) pèse 3,59 avec 0 kilogr. 466 de graisse.

Mais au lieu de peser 3 kilogr. 59, son segment réel pèse 5 kilogr. 76.

Il pèse donc 2 kilogr. 17 de trop. La graisse totale du segment réel pèse 0 kilogr. 466 + 2 kilogr. 17 = 2 kilogr. 636.

Nous pouvons maintenant calculer l'adiposité, qui est le rapport de la graisse réelle et de la graisse normale.

Ce rapport sera $\frac{2^k,636}{0^k,466} = 5,66$.

Le degré de l'adiposité est 5,66. La plus faible adiposité trouvée est 0,05 ; la plus forte est 12, l'adiposité normale étant 1.

Cette détermination de l'adiposité est d'un intérêt pratique évident. Elle nous indique quel est le poids actuel de la graisse chez un obèse et quel il devrait être, pour que cet homme redevienne normal.

Nous sommes bien loin du renseignement si vague que nous fournissaient les anciennes tables des poids moyens ou des renseignements empiriques, nous disant que le nombre de centimètres dont la taille dépasse 1 mètre, est aussi le nombre des kilogrammes du poids normal d'un homme de cette taille; de sorte que, si la taille est 1 mètre 70, le poids sera 70 kilogrammes.

Au-dessous de 1 mètre 68, le poids normal est sensiblement plus fort que le nombre de centimètres moins 100; au-dessus de 1 mètre 75, il est sensiblement plus faible. Ces données ne restent donc applicables qu'aux tailles comprises entre des limites assez restreintes.

(1) *Traité de pathologie générale*, t. III, 1re partie, p. 384.

CHAPITRE II

Étude spéciale de quelques symptômes qui accompagnent l'engraissement pathologique. Dyspnée. Symptômes gastro-intestinaux. Symptômes nerveux.

§ 1.

La conception de l'obésité que j'ai exposée dans les pages qui précèdent me conduit à ne pas étudier, comme le font tous les auteurs, tous les symptômes morbides qui peuvent évoluer autour de l'obésité.

Au symptôme morbide obésité, apparaissant dans des conditions très variables, pourront faire cortège, selon les cas, les symptômes de tous les états pathologiques, différemment groupés, de gravité variable, quelques-uns paraissant plus souvent que d'autres, à cause des affinités morbides.

Pour ces raisons, une étude de l'obésité ainsi comprise ne comporte pas la description de symptômes hépatiques, gastriques, génito-urinaires, cutanés, etc. Les mêmes arguments m'amèneront à ne pas passer en revue les complications généralement étudiées à la suite de l'obésité, l'impuissance, la stérilité, le diabète, les accidents cardiaques et pulmonaires, la mort subite, etc.

On est forcé de reconnaître que la surcharge excessive du cœur en graisse est un obstacle réel au bon fonctionnement du myocarde; qu'une obésité considérable augmente le travail du cœur et peut le surmener à la longue.

Mais je crois pourtant qu'on a voulu expliquer trop de faits par la seule cause mécanique, la surcharge graisseuse des viscères.

Je prendrai pour preuve de cette affirmation l'étude d'un symptôme d'une fréquence extrême chez les obèses, la dyspnée.

Lorsque le malade a un poids énorme, on s'empresse d'attribuer la dyspnée à une cause mécanique ou à une lésion cardiaque ou pulmonaire. On dit : l'obèse est dyspnéique, parce que le médiastin est rempli d'une graisse abondante qui comprime les poumons ; parce que les parois thoraciques, chargées de graisse, sont plus difficilement mises en mouvement pendant l'inspiration ; parce que le diaphragme s'élève et s'abaisse avec peine, son mécanisme étant troublé par la grande quantité de tissu adipeux. Sous ces influences multiples, la dyspnée paraît et elle augmente, dès que le myocarde fléchit.

On a remarqué que les obèses qui prennent de l'exercice, qui vivent beaucoup en plein air, ont une capacité respiratoire plus considérable que ceux qui ne font aucun mouvement et qui sortent peu.

v. Noorden (1) cite le cas d'un malade, employé dans un bureau, obèse sans altérations viscérales, dyspnéique au moindre effort. Sa capacité respiratoire était d'un litre.

(1) v. NOORDEN. *Die Fettsucht*. Wien, 1900.

Après quatorze jours de gymnastique respiratoire, elle s'éleva à 2 litres, puis à 2 litres 8, et la dyspnée disparut.

Si toutes les causes invoquées plus haut contribuent à faire naître ou à entretenir la dyspnée chez l'obèse, elles sont insuffisantes pour expliquer toutes les dyspnées.

Je crois même que, hors les cas d'altérations rénales, cardiaques ou pulmonaires, la dyspnée a presque toujours une autre origine.

Il y a des obèses qui n'ont aucune dyspnée. J'ai dans mes observations celle d'une femme de taille moyenne, pesant 115 kilogr., agile, alerte, disant qu'elle était aussi vive que lorsqu'elle était maigre.

J'ai traité des obèses dyspnéiques chez qui la dyspnée diminuait et disparaissait après une perte de poids insignifiante, 1 ou 2 kilogr. au début du traitement.

J'en ai vu chez qui la dyspnée cessait avant toute modification du poids.

Comment comprendre ces faits, si l'on admet comme nécessaire une influence mécanique ; si l'on tient à faire intervenir toujours le travail excessif du myocarde et les altérations pulmonaires?

J'ai essayé de montrer que tous les obèses sont dyspeptiques : il me semble que dans un très grand nombre de cas, la dyspnée de l'obèse est une dyspnée gastrique. Cette dyspnée gastrique est une dyspnée réflexe, que les rapports entre l'innervation pulmonaire et l'innervation gastrique expliquent d'une manière très satisfaisante pour l'esprit.

Le type de cette dyspnée varie selon son ancienneté. Si, au moment de son apparition, elle ne survient qu'aux heures où la digestion est en pleine activité, elle peut, au bout de quelques mois, se produire peu après l'ingestion de l'aliment et se prolongeant d'un repas à l'autre, être permanente.

Comme le mouvement l'augmente souvent, il vient naturellement à l'esprit qu'il s'agit d'une dyspnée d'effort, d'origine cardiaque. Mais la dyspnée gastrique peut très souvent avoir les caractères de la dyspnée d'effort et ce fait est important à connaître, si l'on veut éviter de graves erreurs de diagnostic.

Chez certains obèses, la dyspnée s'accompagne de toux, de crises d'éternuements qui cessent, lorsque l'obésité disparaît (voir obs. I et IV).

§ 2.

L'étude clinique de l'engraissement présente, en outre, quelques particularités sur lesquelles je crois utile d'insister.

L'observation montre, comme je l'ai déjà signalé, que chez l'adulte normal, non amaigri, une augmentation de poids de quelques kilogrammes (4 à 5 kilogr.) en un temps très court (quelques semaines) indique un trouble de nutrition et a la même signification pathologique qu'un engraissement de 15 à 20 kilogr. En effet, si la thérapeutique n'intervient pas, l'augmentation sera parfois graduelle, jusqu'à conduire le sujet à l'obésité proprement dite.

Une modification de poids rapide, même minime, en sens contraire, c'est-à-dire l'amaigrissement, a une même signification morbide que la précédente : l'amaigrissement dont je parle est celui qui survient en dehors des causes habituelles, qui provoquent la diminution du poids par d'autres mécanismes, en dehors de la tuberculose, du cancer, de la diarrhée, de la maladie d'Addison, de l'alimentation réduite, etc.

Dans quelques cas, l'amaigrissement est si rapide que le malade peut maigrir de 15 kilogr. en 3 mois, et même de 48 kilogr. en un an. Cette diminution de poids si considérable effraie le médecin qui cherche un cancer, le diabète, la tuberculose pour l'expliquer.

C'est ce qui est arrivé récemment à un des professeurs agrégés de sciences à la Faculté de médécine. Il perdit 15 kilogr. en quelques mois : il était guéri et avait retrouvé son poids normal, lorsqu'il me raconta les inquiétudes qu'il avait inspirées à ses amis qu'il avait consultés.

Je signalerai encore la possibilité de périodes successives d'engraissement et d'amaigrissement chez un même sujet, en l'absence de toute intervention thérapeutique, de tout traitement, de tout changement de régime.

En résumé, on peut voir des sujets passer spontanément de l'engraissement à l'amaigrissement, et dans ces deux phases de leur nutrition troublée, la symptomatologie reste la même, sauf en ce qui concerne l'accumulation ou la disparition de la graisse. Comme, chez les amaigris dont j'ai parlé, les symptômes essentiels vont être les mêmes que chez les obèses, les symptômes gastro-intestinaux et nerveux étant constants dans les 2 cas ; comme, enfin, une même thérapeutique fera engraisser les uns et maigrir les autres, on est autorisé à croire qu'il n'y a pas, au point de vue pathogénique, un abîme entre deux faits en apparence si contraires, la destruction excessive de la graisse et son accumulation anormale.

Je ne puis que signaler ici cette opinion que je me propose de défendre et de justifier ailleurs.

Les lignes qui précèdent montrent combien je m'écarte des idées de v. Noorden (1) qui admet, dans sa classification des obésités, une variété d'obésité compatible avec l'intégrité complète de la santé.

Si l'amaigrissement peut déceler un trouble de la nutrition, en l'absence de tout autre symptôme, l'amaigrissement, à lui seul, peut encore révéler l'infection de l'organisme avant toute manifestation infectieuse. Le fait est assez remarquable pour être rapporté ici.

H. Meunier (de Pau) a, en effet, observé il y a quelques années, dans le service de M. Hutinel, que dans la période d'incubation de la rougeole, avant l'apparition d'aucun symptôme (diarrhée ou autre), lorsque l'enfant se nourrit comme s'il n'était pas souffrant, la perte graduelle de poids démontre que l'enfant est malade et que l'invasion de la rougeole est proche.

J'ai constaté maintes fois, cette année, l'exactitude de cette observation, à l'hospice des Enfants-Assistés.

§ 3.

Le deuxième point sur lequel je voudrais attirer l'attention est la constance des symptômes gastro-intestinaux et des symptômes nerveux chez les obèses.

(1) v. Noorden. *Die Fettsucht*, Wien, 1900, p. 44.

Ces deux groupes de symptômes se rencontrent aussi bien chez les malades obèses vrais, que chez ceux qui ont engraissé très rapidement et de quelques kilogrammes seulement; aussi bien chez les malades qui ont alternativement engraissé et maigri que chez ceux qui ont commencé par maigrir.

J'ai déjà traité la question de la fréquence des symptômes gastro-intestinaux chez les obèses, en étudiant les rapports de l'obésité et de la dyspepsie. Je rappellerai seulement que ces symptômes peuvent être groupés ou isolés : chez l'un, ils sont très nombreux; chez l'autre, ils sont réduits à un seul symptôme qui peut être négligé ou méconnu, si le médecin ne se livre pas à un examen soigneux.

Lorsque le malade se plaint d'éructations, de pesanteur gastrique, de vomissements, d'anorexie, de crises gastriques douloureuses, de diarrhée ou d'hémorrhoïdes, la dyspepsie gastro-intestinale sera nécessairement reconnue.

Si, au contraire, il n'y a que de la dilatation gastrique ancienne et assez considérable, la symptomatologie douloureuse peut être si bien effacée, que sans une observation minutieuse, on pourrait dire : le malade est obèse et il ne présente aucun symptôme gastrique.

Puis, lorsque la dyspepsie a duré longtemps, les symptômes gastriques s'atténuent pour laisser place à des symptômes si variables et paraissant si distincts des symptômes gastro-intestinaux que la dyspepsie, dans l'ignorance de ces faits, peut être complètement méconnue.

Je veux parler de la dyspnée et de la toux gastriques, des névralgies intercostales, des vertiges gastriques, etc.

La seconde catégorie de phénomènes constants dans la symptomatologie de l'engraissement pathologique comprend les symptômes nerveux proprement dits, des symptômes de neurasthénie et de nervosisme.

Dans toutes les observations, je retrouve chez les malades, des céphalées, de l'insomnie, de l'agitation nocturne, de la tristesse, des vertiges, des bourdonnements d'oreille, de l'hyperesthésie cutanée, des tremblements, des palpitations cardiaques, de la tachycardie.

Ici encore, le groupement des symptômes nerveux varie dans chaque observation, malgré l'existence de la céphalée, des insomnies, des palpitations cardiaques dans presque tous les cas. Parfois, on ne notera qu'un seul de ces symptômes ; parfois aussi, on les trouve associés en combinaisons diverses.

Je rapporterai un certain nombre d'observations à l'appui des propositions avancées dans ce travail. Je les grouperai en 4 séries :

1° Observations d'obésité vraie ;

2° Observations d'engraissement pathologique rapide, sans obésité ;

3° Observations d'engraissement et d'amaigrissement chez un même sujet ;

4° Observations d'amaigrissement.

OBSERVATIONS

I. — **Obésité.**

Observation I

M. C..., fermier, 30 ans.

Poids : 103 kilogrammes.

Il pesait, à l'âge de 18 ans, 75 kilogr. Il entre à l'École de Grignon et son poids augmente très rapidement.

Symptômes gastro-intestinaux. — Gaz ; pesanteur gastrique ; rougeur du visage au moment de la digestion ; vomissements de temps en temps ; hémorrhoïdes.

Symptômes nerveux. — Céphalées depuis l'âge de 18 ans, chaque mois, pendant deux jours, avec malaise général.

Autres symptômes. — Dyspnée depuis l'âge de 18 ans ; rhumes de cerveau tous les matins ; jusqu'à l'âge de 10 ans, il avait eu des bronchites fréquentes. Rien au cœur, aux poumons, ni au foie.

Après un mois de traitement, il avait perdu 5 kilogr. 500 : les rhumes et la dyspnée, qui dataient de douze ans, avaient disparu.

Observation II

Mme P..., 67 ans.

Poids : 98 kilogrammes.

Hauteur : 1 mètre 48. Tour de taille : 1 mètre 39.

Elle a 4 enfants.

Symptômes gastro-intestinaux. — Dyspepsie depuis sa jeunesse ; gastralgie continue.

Symptômes nerveux. — Céphalées, vertiges et insomnies depuis le même moment.

Autres symptômes. — Elle a toujours été dyspnéique. Rien au cœur, aux poumons, ni au foie.

Observation III

Mme L..., plieuse de journaux, 48 ans.

Poids : 115 kilogrammes.

Taille : 1 mètre 54.

Symptômes gastriques. — Vomissements et hématémèses.

Symptômes nerveux. — Céphalées fréquentes ; elles avaient été continues de 28 à 32 ans.

Autres symptômes. — Bronchites de 36 à 48 ans ; jamais de dyspnée. Elle pesait 133 livres à l'âge de 28 ans, où elle commença à engraisser. C'est l'époque de sa vie où elle faisait le plus d'exercice. La malade a constaté spontanément que l'exercice excessif augmentait toujours son poids.

Observation IV

M. A..., sous-chef de gare, 44 ans.

Poids : 95 kilogrammes.

Symptômes gastro-intestinaux. — Dilatation d'estomac, gastralgie, gaz ; alternatives de diarrhée et de constipation.

Symptômes nerveux. — Céphalées, vertiges.

Autres symptômes. — Il tousse depuis quinze ans ; les bronchites se succèdent été et hiver ; très forte dyspnée.

La toux et la dyspnée ont disparu complètement en trois mois.

Observation V

M. V..., employé, 47 ans.

Poids : 95 kilogrammes.

Il a 2 enfants.

SYMPTÔMES GASTRIQUES. — Épigastralgie.

SYMPTÔMES NERVEUX. — Névralgie sciatique.

AUTRES SYMPTÔMES. — Rhumatisme articulaire à l'âge de 12 ans.

OBSERVATION VI

M. L..., 17 ans.

Poids : 82 kilogrammes.

SYMPTÔMES GASTRIQUES. — Gaz, régurgitations, soif insatiable, fringales; vomissements lorsqu'il était plus jeune.

SYMPTÔMES NERVEUX. — Migraines, agitation nocturne, tachycardie, caractère irascible.

AUTRES SYMPTÔMES. — Dyspnée. Angines.

OBSERVATION VII

Mme B..., 26 ans.

Obésité monstrueuse.

SYMPTÔMES GASTRO-INTESTINAUX. — Brûlures gastriques si intenses qu'elles provoquent l'insomnie ; appétit diminué ; constipation.

SYMPTÔMES NERVEUX. — Céphalée continue depuis deux mois ; tintements dans les oreilles.

AUTRES SYMPTÔMES. — Dyspnée.

OBSERVATION VIII

Docteur G..., 44 ans.

Poids : 107 kilogr. 200.

Il a 2 enfants.

SYMPTÔMES GASTRIQUES. — Gaz, gonflement d'estomac, langue saburrale.

SYMPTÔMES NERVEUX. — Migraines perpétuelles, vertiges, étourdissements, bourdonnements de l'oreille gauche, strabisme de l'œil gauche.

Autres symptômes. — Palpitations, coryzas fréquents.

Observation IX

Mme A..., 45 ans.

3 enfants.

Symptômes gastriques. — Gaz, nausées, vomissements, gonflement d'estomac.

Symptômes nerveux. — Vertiges, bourdonnements d'oreilles, névralgies intercostales.

Autres symptômes. — Aménorrhée.

Observation X

Mme E..., 62 ans.

Poids : 82 kilogrammes.

Pas d'enfant.

Symptômes gastriques. — Pas de symptôme proprement dit.

Symptômes nerveux. — Céphalée continuelle, vertiges, bourdonnements d'oreilles, nerveuse.

Autres symptômes. — Elle a eu des accès de goutte et des attaques de rhumatisme.

Observation XI

M. H..., propriétaire, 46 ans.

Poids : 88 kilogrammes.

Il a 5 enfants.

Symptômes gastriques. — Estomac douloureux à la pression ; digestions difficiles, soif très vive.

Symptômes nerveux. — Céphalées ; douleurs en vrille à la nuque ; insomnies, vertiges.

Autres symptômes. — Rhumatisme à l'âge de 15 ans. Coryzas, toux quinteuse. A eu une crise d'asthme durant six mois.

Observation XII

Mme R..., 49 ans.

Poids : 127 kilogrammes.

Elle a 3 enfants.

Symptômes gastriques. — Appétit irrégulier, soif insatiable, gaz, gonflement d'estomac.

Symptômes nerveux. — Céphalées, vertiges, tristesse, mémoire diminuée, vue affaiblie.

Autres symptomes. — Elle a eu autrefois une paralysie faciale des coryzas, des angines, des palpitations.

Observation XIII

Mme N..., 40 ans.

Poids : 92 kilogrammes.

Elle n'a pas d'enfant.

Symptômes gastriques. — Gonflement d'estomac après le repas ; épigastralgie.

Symptômes nerveux. — Céphalées.

Autres symptômes. — Palpitation depuis dix-huit mois.

Observation XIV

Mme D..., 54 ans.

Elle n'a pas d'enfant.

Symptômes gastriques. — Anorexie, nausées, gaz, pesanteur gastrique, pituites.

Symptômes nerveux. — Tristesse, céphalées perpétuelles, vue affaiblie.

Autres symptômes — Dyspnée.

Observation XV

Mme D..., 32 ans.

Poids : 83 kilogrammes.

Symptômes gastriques. — Gaz, gonflement de l'estomac, brûlures, fringales ou anorexie.

Symptômes nerveux. — Céphalées et vertiges constants ; fatiguée par la lecture ; sommeil mauvais ; mémoire et volonté diminuées ; vue affaiblie ; bourdonnements d'oreilles ; lumbago.

Autres symptômes. — Palpitations. Il y a quatre ans, après une couche, elle a engraissé de 10 kilogr. en cinq mois.

Observation XVI

Mme M..., 56 ans.

Obésité monstrueuse.

Elle a 3 enfants. Ménopause à 53 ans.

Symptômes gastriques. — Dyspepsie depuis trente ans, gaz, gastralgie, vomissements.

Symptômes nerveux. — Tristesse, vue affaiblie, névralgie intercostale depuis trois ans ; névralgies dans les genoux et les épaules.

Autres symptômes. — Dyspnée et gravelle.

Observation XVII

Mme H..., 63 ans.

Obèse depuis l'âge de 26 ans.

Elle a 2 enfants.

Symptômes gastriques. — Éructations.

Symptômes nerveux. — Vertiges, insomnies.

Autres symptômes. — Dyspnée. Rhumatisme dans les doigts de la main et dans les genoux.

Observation XVIII

M. P..., notaire, 31 ans.

Poids : 106 kilogr. 500.

Il a engraissé de 25 kilogr. en deux ans.

Symptômes gastro-intestinaux. — Pesanteur gastrique, gaz, vomissements trois fois par jour, une heure après le repas; anorexie, constipation.

Symptômes nerveux. — Céphalées atroces, vertiges, insomnies, bourdonnements d'oreilles.

Autres symptômes. — Palpitations, coryzas; hydarthrose du genou, il y a neuf ans.

Observation XIX

M. L..., propriétaire, 45 ans.

Obèse depuis plusieurs années.

Il a 1 enfant.

Symptômes gastriques. — Dyspepsie, langue toujours saburrale.

Symptômes nerveux. — Il avait autrefois des migraines.

Autres symptômes. — Dyspnée, bronchites, angines depuis six mois. Le sterno-cléido-mastoïdien est douloureux.

Observation XX

Mme K..., 38 ans.

Elle a toujours été obèse.

Elle a 3 enfants.

Symptômes gastro-intestinaux. — Vomissements au moment des règles; nausées chaque matin; gaz, pesanteur gastrique; elle a toujours soif; constipation opiniâtre.

Symptômes nerveux. — Céphalées au moment des règles ;

névralgie sus-orbitaire; mémoire diminuée, vue affaiblie; hyperesthésie des quatre membres, depuis l'âge de 13 ans.

Observation XXI

Mme M..., 31 ans.

Poids : 90 kilogrammes.

Mariée depuis treize ans, elle n'a pas d'enfant.

Symptômes gastro-intestinaux. — Gaz, pesanteur gastrique et somnolence après les repas; alternatives de diarrhée et de constipation. Dyspnée après le repas.

Symptômes nerveux. — Céphalées atroces depuis l'enfance, tous les quinze jours. Névralgies intercostales.

Autres symptômes. — Essoufflement depuis six ans. Toux quinteuse depuis un an. Rien au cœur, ni aux poumons; palpitations.

Observation XXII

M. G..., étudiant en médecine, 25 ans.

Poids : 105 kilogr. 500.

Symptômes gastriques. — Dyspepsie ancienne, digestions laborieuses.

Symptômes nerveux. — Neurasthénie.

Observation XXIII

Mme B..., cuisinière, 42 ans.

Poids : 90 kilogrammes.

Elle pesait 70 kilogr. jusqu'à l'âge de 30 ans. Elle a augmenté de 20 kilogr. en moins de deux ans.

Ses 2 frères et ses 3 sœurs sont aussi obèses : les frères pèsent plus de 125 kilogrammes.

Symptômes gastro-intestinaux. — Anorexie, indigestions fréquentes avec vomissements; constipation, hémorrhoïdes.

Symptômes nerveux. — Céphalées tous les deux jours, depuis un an; fréquentes névralgies dentaires.

Autres symptômes. — Bronchites de 14 à 25 ans : elle fut considérée comme tuberculeuse. Pas de dyspnée.

Observation XXIV

M. P..., cultivateur, 30 ans.

Poids : 100 kilogrammes.

Symptômes gastriques. — Crises gastriques douloureuses après chaque repas, pendant quatre à cinq heures.

Symptômes nerveux. — Céphalées et neurasthénie très accentuée.

Observation XXV

M. R..., boursier, 36 ans.

Il est devenu obèse après des émotions dues à des pertes d'argent.

Symptômes gastriques. — Dyspeptique depuis huit ans, aigreurs, nausées, fringales, soif insatiable.

Symptômes nerveux. — Céphalées deux fois par semaine; sommeil agité, lassitude au réveil.

Autres symptômes. — Palpitations, angines.

Chez presque tous ces malades, la perte de poids a été de 4 kilogr. par mois de traitement.

Dans des cas assez rares, l'amaigrissement a été plus rapide : une fois, en cinquante-quatre jours, la malade de l'observation XIV a perdu 9 kilogrammes ; une fois, la malade de l'observation VII, qui a maigri de 28 kilogr., a perdu 2 kilogr. 420 en quatorze jours. La malade de l'observation II a perdu 2 kilogr. 800 en huit jours.

Il a pu être également plus lent : la malade de l'observation XIII a perdu régulièrement 500 gr. par semaine. Le malade de l'observation VI n'a perdu que 7 kilogr. 500 dans les quatre premiers mois. Le malade de l'observation V n'a perdu que 9 kilogr. 500 dans les trois premiers mois.

2. — **Engraissement pathologique rapide sans obésité.**

Observation XXVI

Mme T..., marchande de vins, 33 ans.

Son poids augmente de 27 kilogr. en trois mois.

Poids primitif : 57 kilogrammes.

Après 3 mois : 84 kilogrammes.

Symptômes gastriques. — Elle a toujours été dyspeptique ; dyspnée après le repas.

Symptômes nerveux. — Céphalées chaque semaine, vertiges, sommeil mauvais, cauchemars.

Observation XXVII

M. T..., 29 ans.

Son poids augmente de 5 kilogr. en deux mois.

Symptômes gastriques. — Dilatation gastrique, épigastralgie.

Symptômes nerveux. — Tristesse, asthénie.

Il a fait des excès sexuels.

Observation XXVIII

M. B..., entrepreneur de constructions, 32 ans.

Son poids augmente de 12 kilogr. en un an.

Symptômes gastriques. — Gaz, pesanteur au creux épigastrique.

Symptômes nerveux. — Depuis dix ans, migraines avec vomissements chaque semaine ; hystérie, insomnies, névralgies dans les bras et dans les jambes.

Autres symptômes. — Palpitations.

Observation XXIX

Mme D..., 44 ans.

Poids : 63 kilogrammes.

Son poids augmente de 18 kilogr. en deux ans.

Elle a 1 enfant.

Symptômes gastro-intestinaux. — Depuis deux ans, gaz, gonflement d'estomac, brûlures, nausées ; pesanteur à l'épigastre après le repas ; constipation.

Symptômes nerveux. — Elle a eu des migraines qui ont diminué, lorsque la dyspepsie a paru. Vertiges, bourdonnements d'oreilles, tristesse.

Observation XXX

Mme M..., 34 ans.

Son poids augmente de 22 kilogr. 500 en un an.

Elle n'a pas d'enfant.

Symptômes gastriques. — Dyspepsie ancienne.

Symptômes nerveux. — Céphalées, vertiges, sommeil mauvais, tristesse.

Autres symptômes. — Palpitations.

Observation XXXI

M. B..., pianiste, 35 ans.

Il a 3 enfants.

Symptômes gastro-intestinaux. — Dilatation gastrique, gaz, appétit irrégulier, diarrhées fréquentes.

Symptômes nerveux. — Céphalées, vertiges, tremblements, douleurs oculaires.

Observation XXXII

Mme C..., 33 ans.

Son poids augmente de 13 kilogr. en quelques mois.

Elle a 1 enfant.

Symptômes gastro-intestinaux. — Épigastralgie, pyrosis, régurgitations après les repas, nausées perpétuelles, constipation.

Symptômes nerveux. — Migraines avec vomissements, vertiges, cauchemars chaque nuit.

Observation XXXIII

Mme C..., 53 ans.

Symptômes gastriques. — Dyspepsie, sensation d'anéantissement après le repas.

Symptômes nerveux. — Insomnies, pertes de connaissance; elle a eu une hémiplégie hystérique qui a duré quinze jours.

Observation XXXIV

Mme D..., 50 ans.

Son poids augmente de 5 kilogr. en quelque semaines, après l'émotion causée par la mort de son mari.

Elle avait été autrefois obèse et avait perdu 20 kilogr. par le traitement.

Symptômes gastro-intestinaux. — Gaz, épigastralgie, régurgitation, constipation.

Symptômes nerveux. — Céphalées, bourdonnements d'oreilles, cauchemars.

Autres symptômes. — Palpitations.

Observation XXXV

M. L. M..., artiste peintre, 32 ans.

Symptômes gastro-intestinaux. — Gaz, gonflement d'estomac, vomissements, constipation.

Symptômes nerveux. — Sommeil agité, céphalées.

Autres symptômes. — Il a eu autrefois des bronchites et des arthralgies.

3. — Engraissement et amaigrissement successifs et spontanés.

Dans les observations suivantes, chez un sujet obèse, il s'est produit un amaigrissement spontané, sans intervention thérapeutique, sans aucun changement de régime.

Observation XXXVI

Mme F..., 40 ans.

Poids : 75 kilogrammes.

Elle est de très petite taille. Elle perd spontanément 12 kilogr. en un an, et en cinq mois, quatre ans plus tard, 5 kilogrammes.

Elle a eu 2 enfants et elle a fait 2 fausses couches.

Symptômes gastro-intestinaux. — Gaz, vomissements, constipation.

Symptômes nerveux. — Vertiges, diplopie.

Autres symptômes. — Métrorrhagies, palpitations.

Observation XXXVII

Mme C..., 24 ans.

Obèse. Elle perd 5 kilogr. en quelques semaines.

Elle a 2 enfants.

Symptômes gastro-intestinaux. — Dilatation gastrique, gaz, pyrosis, coliques intestinales ; fringales ou anorexie.

Symptômes nerveux. — Céphalées, vertiges, tristesses.

Autres symptômes. — Palpitations, angines fréquentes.

Observation XXXVIII

M. C..., 60 ans.

Obèse depuis l'âge de 20 ans, il perd 15 kilogr. en trois mois.

Symptômes gastro-intestinaux. — Dyspepsie ancienne, constipation.

Symptômes nerveux. — Migraines, insomnies, tristesse.

Autres symptômes. — Palpitations.

Observation XXXIX

M. M..., 54 ans.

Il pesait 100 kilogrammes.

En cinq ans, son poids a subi des changements remarquables : il a graduellement baissé jusqu'à 50 kilogr. ; il a augmenté ensuite pour atteindre 80 kilogr. et a diminué une deuxième fois : il est actuellement de 60 kilogrammes.

Symptômes gastro-intestinaux. — Dyspepsie depuis 10 ans, constipation.

Symptômes nerveux. — Vertiges.

Autres symptômes. — Coryzas alternant avec la suppression de la sécrétion nasale.

4. — Amaigrissement.

Observation XL

Mme C..., 26 ans.

Elle perd 24 kilogr. en huit mois.

Elle a 1 enfant.

Symptômes gastro-intestinaux. — Nausées chaque matin et à la fin du repas, sans vomissements. Épigastralgie, coliques sans diarrhée.

Symptômes nerveux. — Tête toujours lourde, tristesse, bourdonnements d'oreilles, asthénie.

Autres symptômes. — Elle a eu des palpitations ; angines fréquentes.

Observation XLI

Mme T..., 38 ans.

Elle perd 8 kilogr. en deux mois.

Symptômes gastriques. — Dyspepsie depuis cinq mois.

Symptômes nerveux. — Névralgie dorsale, sommeil mauvais.

Observation XLII

M. C..., 51 ans.

Il perd 18 kilogr. en un an.

Symptômes gastro-intestinaux. — Dyspepsie, dilatation gastrique, constipation.

Symptômes nerveux. — Vertiges.

Observation XLIII

M. L..., ancien avoué, 48 ans.

Il perd 15 kilogr. en quelques mois.

Symptômes gastro-intestinaux. — Dyspepsie depuis vingt ans, constipation depuis un an.

Symptômes nerveux. — Insomnies, vertiges.

Autres symptômes. — Palpitations.

Observation XLIV

M. G..., chapelier, 41 ans.

Il perd 25 kilogr. en quelques mois.

Symptômes gastriques. — Dyspepsie depuis douze ans. Aucune diarrhée.

Symptômes nerveux. — Rêves, palpitations.

Observation XLV

M. R..., 45 ans.

Il perd 20 kilogr. en cinq mois.

Symptômes gastriques. — Crises gastralgiques depuis deux ans ; appétit resté bon.

Symptômes nerveux. — Céphalées, nervosisme, insomnie.

Observation XLVI

M. de St-P..., 32 ans.

Il perd 48 kilogr. en un an.

Symptômes gastro-intestinaux. — Il a toujours été dyspeptique. Dilatation d'estomac, régurgitations ; appétit conservé ; constipation.

Symptômes nerveux. — Mélancolie, mémoire affaiblie.

Autres symptômes. — Dyspnée depuis deux mois. Rien au cœur, ni aux poumons.

CINQUIÈME PARTIE

TRAITEMENT DE L'OBÉSITÉ

CHAPITRE PREMIER

Régimes conseillés aux obèses. Étude critique.

Les traitements utilisés pour combattre l'obésité sont extrêmement nombreux : en effet, chaque conception pathogénique de l'engraissement a donné naissance à une thérapeutique nouvelle.

Je suivrai ici le même plan que dans l'étude critique de la pathogénie de l'obésité. J'étudierai tout d'abord les différents régimes conseillés aux obèses; j'exposerai ensuite le traitement qui repose sur l'idée que l'engraissement pathologique est un symptôme d'une nutrition troublée et non pas seulement la conséquence de la suralimentation ou de l'inactivité musculaire. Il n'a aucun point commun avec tous les autres, car chez l'obèse, il ne s'adresse plus à la graisse seule, il s'adresse au malade.

D'une manière générale, tous les régimes procèdent de l'idée que les deux termes du problème de la cure de l'obésité sont : diminuer les recettes alimentaires et augmenter les dépenses.

Ces deux propositions me paraissent en partie inexactes. On m'objectera qu'elles doivent être vraies, puisque tous les régimes ont pu donner des résultats satisfaisants.

Si le malade mange à l'excès, si son alimentation est susceptible par la quantité de créer la dyspepsie, il est certain que les recettes alimentaires doivent être diminuées.

Comme nous mangeons toujours trop et comme nous pouvons fort bien nous contenter pendant un certain temps du régime réduit de certains traitements de l'obésité, régime réduit favorable à l'obèse dyspeptique, la diminution des recettes alimentaires aura une heureuse influence sur le malade qui maigrira.

J'en dirai tout autant de la deuxième proposition Elle est vraie, si le malade a une hygiène du mouvement tout à fait défectueuse, s'il est confiné dans un bureau, toujours assis, ne faisant aucun exercice. Elle cesse d'être vraie lorsqu'elle repose sur l'idée que la graisse doit être brûlée par l'exercice. Je me suis expliqué assez longuement sur ces questions (voir Pathogénie de l'obésité) pour ne pas les traiter ici.

Il semble même que sur cette influence de l'exercice dans la cure de l'obésité, il se fasse un changement d'opinion. Javal (1) dit, dans les conclusions de sa thèse, « qu'il est inutile de prescrire l'exercice ; les obèses sont incapables de le faire assez violent pour en obtenir un effet quelconque ; et à doses modérées, chez des sujets qui n'en ont

(1) JAVAL. *De l'obésité, hygiène et traitement*. Thèse de Paris, 1900.

pas l'habitude, il provoque un appétit qui rend impossible un régime sévère. On réussit parfaitement chez des malades alités ».

Debove (1) a écrit : « Pour faire maigrir, il faudrait que l'exercice aille jusqu'au surmenage et le surmenage ne doit jamais être conseillé. »

1° Régime d'Harvey-Banting (2).

Ce régime consiste dans la diminution des aliments gras et des hydrates de carbone. Les albuminoïdes sont donnés en grande quantité, dépassant beaucoup la ration normale en matériaux azotés.

Malgré l'augmentation des aliments azotés, la valeur du régime en calories est très notablement inférieure à la valeur en calories du régime normal. Harvey laissait son malade Banting boire 1 litre à 1 litre et demi de liquides.

Le régime de Banting avait été conseillé déjà antérieurement par Chambers (3). Il fut plus tard repris et légèrement modifié par Immermann (4) et Cantani (5).

(1) DEBOVE. Pathogénie et traitement de l'obésité. *Semaine médicale*, 13 mars 1901.

(2) *A letter on corpulence, adressed to the public by* WILLIAM BANTING. 4e édition, Londres, 1874.

(3) CHAMBERS. On corpulence. *Lancet*, London, 1850.

(4) IMMERMANN. *Fettsucht*, Leipzig, 1876.

(5) CANTANI. Terapia della polisarcia adiposa. *Riv. clin. d. Univ. di Napoli*, V, 57, 1884.

2° Régime d'Ebstein.

Cet auteur prescrit un régime très riche en matières grasses, puisqu'il conseille 85 gr. de graisse, alors que la ration ordinaire n'en contient qu'une cinquantaine de grammes. Il diminue les hydrates de carbone (40 gr. au lieu de 400) ; il ne modifie pas la ration azotée, mais il restreint la quantité des boissons.

Ebstein donne une grande quantité de graisse pour amener plus vite la satiété et faire accepter plus facilement les rations réduites.

3° Régime de Dancel.

Dancel préconisait le régime sec. L'obésité, à ses yeux, relevant toujours de l'ingestion des liquides, son seul traitement devait consister dans le régime sec, dans une nourriture constituée par des aliments peu hydratés et par le rationnement des boissons.

J'ai indiqué plus haut la genèse des idées de Dancel et jugé sa méthode.

4° Régime d'Œrtel (1).

Le régime d'Œrtel a une valeur calorique faible : elle varie de 1,180 calories à 2,000 calories. La ration minima

(1) Œrtel. Wesen und Behandlung der Fettleibigkeit. *Therap. Monatshefte* 4 et 5. Berlin, 1897.

à une richesse de 1,180 ; la ration maxima a une valeur de 1,600 calories qui augmente de 400 calories, lorsque le malade consomme les 60 gr. d'alcool qu'il laisse prendre.

Il restreint le volume de la boisson et ne permet que 1,000 à 1,400 gr. d'eau, dont on doit soustraire l'eau contenue dans les aliments. Le malade arrive ainsi à ne prendre que 500 grammes. On voit quelle est la sévérité du régime d'Œrtel que les malades trouvent toujours pénible.

Il conseille enfin, comme troisième élément intervenant dans la cure d'amaigrissement, ce qu'il appelle la cure de terrain, véritable cure de marche, consistant en exercices gradués, réglés, analogues à ceux qu'il conseille aux cardiaques.

Œrtel diminue la boisson pour réduire la masse totale de liquide contenu dans l'organisme et il recommande l'exercice musculaire pour augmenter la force du myocarde en produisant une hypertrophie destinée à compenser l'affaiblissement de ce muscle que provoque son régime réduit.

Que d'hypothèses dans toutes ces affirmations qui sont, à elles seules, suffisantes pour amener à condamner un traitement, capable d'altérer le myocarde !

5° Régime de de Saint-Germain (1).

Le régime de de Saint-Germain comprend à la fois et la diminution excessive de la ration alimentaire et le surme-

(1) De Saint-Germain. In *Leçons cliniques d'orthopédie*, 1881.

nage physique. Si sous ces deux influences il est arrivé à réduire son poids, cette réduction a toujours été passagère.

De plus, je ne suis pas éloigné de croire que ses dangereux essais ont abrégé son existence.

6° **Régime de Schweninger** (1).

Ce régime est extrêmement sévère. Le malade est obligé de vivre dans un établissement spécial où en cinq repas, pris toutes les trois heures, on sert une alimentation variée, mais très peu abondante. Le pain, les biscuits, les gâteaux, le beurre, la graisse, le sucre, le café, le thé, le lait, le vin, la bière et l'eau-de-vie sont interdits.

Schweninger fait masser ses malades trois fois par jour, pendant un quart d'heure. Ce massage fatigue tant le malade, qu'il est obligé de se coucher après chaque séance.

Enfin des bains chauds et locaux (mains, pieds, siège) sont prescrits chaque jour. Ils durent vingt minutes et leur température est élevée graduellement de 37 à 50 degrés.

7° **Régime de Dujardin-Beaumetz** (2).

Ce régime a quelques points communs avec tous ceux

(1) SCHWENINGER et F. BUZZI. Die Fettsucht. *Sammlung medicinischer Abhandlung*, 1894.

(2) DUJARDIN-BEAUMETZ. *Hygiène alimentaire*, 2e édition.

qui précèdent. Il ne renferme aucune particularité qui lui soit propre.

Il écarte les aliments aqueux, comme Dancel. Il diminue la boisson comme Œrtel ou l'interdit au repas, comme Schweninger. Il réduit les féculents et utilise les purgatifs.

8° Régime d'Albert Robin (1).

Aux obèses par excès, c'est-à-dire à nutrition exagérée, à assimilation trop active, Robin interdira de boire en abondance.

Aux obèses par défaut, qui ne désassimilent pas suffisamment, il recommande de prendre de grandes quantités de liquide.

C'est au coefficient d'oxydation (rapport d'azote d'urée à l'azote total) qu'il faut demander, d'après lui, de renseigner sur la variété d'obèse que l'on a à traiter.

Il leur supprime les farineux, les graisses, les sucres, le pain.

9° Régime de Germain Sée (2).

G. Sée, admettant que les oxydations sont augmentées

(1) Albert Robin. De l'influence des boissons sur la nutrition et dans le traitement de l'obésité. *Soc. méd. des hôpit.*, 22 janvier 1886.

Du même. Traitement de l'obésité. *Bull. gén. de thérapeutique*, 1897 t. CXXXIII, p. 337.

(2) Germain Sée. Des causes et du traitement physiologique de l'obésité *Bulletins de l'Acad. de médecine*, XIV, 1265, 1297. Paris, 1885.

sous l'influence des boissons, conseillait d'user largement des liquides, hors la bière et les boissons alcooliques.

Il diminuait les hydrates de carbone, mais il ne modifiait pas la ration en albuminoïdes et en corps gras. Enfin les exercices musculaires avaient une grande importance pour lui, dans le régime de l'obèse.

10° Régime de M. Bouchard.

M. Bouchard commence généralement le traitement de l'obésité par une cure de réduction (2), par un régime alimentaire insuffisant consistant en 1,250 gr. de lait et 5 œufs répartis en 5 repas, de manière à ne pas laisser trop longtemps l'estomac crier famine. Ce régime doit être continué vingt jours sans interruption. Puis le malade est mis pendant plusieurs semaines à une alimentation plus variée, tout en réglant avec parcimonie la quantité des boissons, la nature et le poids des aliments avec précision.

« Il n'augmente pas la viande et maintient le rapport physiologique de une partie de substance azotée pour cinq de substance non azotée. Il faut diminuer la graisse pour qu'elle soit toute dédoublée, diminuer le sucre pour que la graisse ne soit pas épargnée, augmenter les acides végétaux en donnant les végétaux verts et les fruits.

Pour accélérer le mouvement nutritif chez les obèses à nutrition ralentie, il faut agir tout d'abord sur le système nerveux.

(2) Le Gendre. Article Obésité, *Traité de médecine*, t. I, p. 380.

Les moyens dont on dispose sont les uns d'ordre psychique : les occupations professionnelles, les distractions, les voyages ; d'autres physiques : les stimulations cutanées périphériques, frictions sèches et aromatiques, l'hydrothérapie, soit les bains froids, les bains de mer froids, soit les bains chauds salés. L'accroissement des oxydations peut encore être obtenu par des bains d'air comprimé. »

11° Régime de Pfeiffer (1).

Cet auteur donne à l'obèse comme ration alimentaire, la ration d'un individu normal, non obèse, du même âge, de même taille. Si l'amaigrissement ne survient pas, il diminue progressivement les hydrates de carbone, en conservant le taux normal des graisses. Il ne diminuera ces dernières que si le poids reste invariable, malgré les modifications précédentes du régime.

Il réduit le liquide à 1,000 ou 1,200 gr. et utilise l'exercice musculaire pour faciliter l'amaigrissement.

12° Régime de Hirschfeld (2).

Son régime a, comme les précédents, pour base la réduction de la ration alimentaire. Il recommande les légumes, parce que leur volume amène vite la satiété ; il interdit

(1) PFEIFFER. *Handbuch der speciellen Therapie innerer Krankheiten.* Abtheil., III, p. 1.

(2) HIRSCHFELD. Die Behandlung der Fettleibigkeit. *Zeitschr. f. kl. Medicin*, Bd 22, p. 142-181, 1893.

le beurre, les graisses, le lait, le pain, le sucre, la bière.

Il utilise aussi l'hydrothérapie, les massages, les frictions, et il permet aux obèses de boire à leur soif.

13° Régime de v. Noorden (1).

Son régime repose sur la formule : le nombre des calories fournies par l'alimentation doit être plus petit que le nombre des calories dépensées.

Il ne s'occupe plus de la nature de l'aliment : féculents, corps gras. Seule la valeur calorique l'intéresse.

Il varie son régime selon le degré de l'obésité. C'est ainsi que si le sujet, étant donné sa taille et son âge, a besoin d'une ration représentant 2,500 calories, sa ration sera réduite à 2,000, à 1,500 ou à 1,000 calories, selon le degré de l'obésité, faible, forte ou considérable.

Il laisse ses malades boire 1,250 grammes de liquides et condamne la pratique d'Œrtel.

Enfin il utilise les exercices physiques, la marche, la gymnastique, etc.

14° Régime de Debove (2).

La base de ce régime est le principe de l'alimentation insuffisante continuée très longtemps. « Debove admet que l'estomac, pour se sentir à l'aise, a besoin d'un certain volume d'aliments. Les aliments qui contiennent le moins de substances nutritives étant la salade, les fruits frais, le lait, ce sont ces aliments que l'on prescrit aux obèses. Il

(1) v. Noorden. *Die Fettsucht*, p. 107, Wien, 1900.
(2) Javal. *De l'obésité*. Thèse de Paris, 1900.

permet de boire à volonté; mais il interdit les médicaments : ceux-ci, même s'ils exercent un effet salutaire, ne peuvent être pris indéfiniment. Or le traitement de l'obésité est un traitement de longue haleine, et l'équilibre obtenu doit être maintenu par l'exercice et le régime. »

J'ai montré que chacun des 14 régimes passés rapidement en revue était constitué essentiellement par une alimentation insuffisante. Je mettrai sous les yeux du lecteur, dans un tableau d'ensemble, les valeurs caloriques de chacun d'eux, leur richesse en azote et carbone pour permettre de mieux les comparer entre eux.

RÉGIME	ALBUMINOIDES	HYDROCARBURES	GRAISSE	CALORIES
	grammes	grammes	grammes	
1. Ration normale d'entretien. Homme adulte. (Munk)	100	450 à 500	56	2.775-3.000
2. Banting	172	81	8	1.100
3. Ebstein	102	47	85	1.300
4. Œrtel Maximum	170	120	45	1.600
4. Œrtel Minimum	156	75	25	1.180
5. Dujardin-Beaumetz	74	66	23	900
6. G. Sée	130		90	1.370
7. Bouchard	72	56	72	1.190
8. Hirschfeld Maximum	139	67	65	1.400
8. Hirschfeld Minimum	100	50	41	1 000
9. v. Noorden	155	112	28	1.366
10. Debove (1) A.	87	122	92	1.687
— B.	70	98	74	1.350
— C.	35	49	37	675
— D.	75	158 alcool 9	60	1.600
— E.	54	168 alcool 13	39	1 450
— F.	35	49	37	675

(1) Voir JAVAL: *De l'obésité, hygiène et traitement.*

Un grand nombre de médecins conseillent, pour activer la rapidité de l'amaigrissement, un traitement médicamenteux constitué par des purgatifs, les alcalins, l'iode, les iodures, les préparations thyroïdiennes, ou encore des cures thermales ou de violents exercices physiques.

On peut adresser une même critique aux différents régimes que j'ai résumés plus haut et aux traitements médicamenteux utilisés comme adjuvants.

Les résultats qu'ils procurent sont passagers, car, comme je l'ai déjà dit, ils s'attaquent à la graisse seule et non pas au malade.

Si quelques-uns de ces régimes ou de ces traitements sont sans danger, il en est qui, malgré leur vogue, ont causé un grand nombre d'accidents graves et dans quelques cas la mort. Ce sont les régimes secs et la médication thyroïdienne qu'il faut placer au premier rang des traitements à manier avec prudence, ou mieux encore à ne plus utiliser.

G. Rosenberg (1) a rapporté un nombre d'observations suffisant pour montrer les suites funestes du régime sec et convaincre ceux qui voudraient prescrire le régime d'Œrtel.

L'ingestion de corps thyroïde a évidemment produit des résultats faits pour frapper les esprits, puisque un certain nombre d'observateurs ont signalé des amaigrissements de 33 kilogr. en un an (Rendu), de 32 kilogr. en 13 mois (Schlesinger).

Buquin (2) rapporte aussi dans sa thèse trois obser-

(1) ROSENBERG. *Die Gefahren der Entfettungscuren,* 1886.

(2) BUQUIN. *Traitement de l'obésité par la médication thyroïdienne.* Thèse de Paris, 1895.

vations favorables à la méthode. Mais, depuis, les preuves des dangers et de l'inutilité de la médication thyroïdienne, hors les cas où l'obésité représente une variété de myxœdème, ont été apportées de différents côtés et on est autorisé à croire que le nombre de ses partisans diminuera tous les jours.

D'ailleurs, l'amaigrissement dû au corps thyroïde sera passager, comme l'amaigrissement provoqué par les purges, les sudations ou les régimes réduits, etc.

Il y a des cas où l'amaigrissement obtenu pourra persister ; mais ces cas sont rares et le malade, n'étant pas guéri, tout en ayant perdu de la graisse, présentera d'autres symptômes morbides qui seront venus remplacer un symptôme disparu, l'obésité.

C'est ainsi que bien souvent, après ces régimes d'amaigrissement, paraissent le diabète, l'albuminurie, de l'asthme, etc.

CHAPITRE II

Régime fondé sur la conception de l'obésité proposée dans ce travail.

Le fait de considérer l'obèse comme un malade et l'obésité comme un symptôme de sa maladie, conduit à conseiller une thérapeutique entièrement différente de celle que j'ai exposée dans les pages qui précèdent et dont l'unique préoccupation est la destruction de la graisse.

Tous les traitements de l'obésité s'attaquent à la graisse seule et n'envisagent par conséquent qu'une des manifestations de l'état pathologique au cours duquel survient l'engraissement, comme symptôme secondaire.

Ce faisant, agit-on autrement que si, en présence d'un goutteux, on n'avait en vue que la destruction du tophus, au lieu de tenter de modifier complètement la nutrition du malade?

Je ne le crois pas, et ce qui semble le prouver, c'est l'instabilité des résultats que ces régimes produisent.

Debove (1) dit : « Une fois l'amaigrissement obtenu, le malade devra suivre un régime atténué et se peser fréquemment, de façon à restreindre son alimentation ou à la faire plus abondante, suivant le résultat des pesées. Son appareil nerveux de régulation ne fonctionnant plus norma-

(1) Debove. *Semaine médicale*, 13 mars 1901, p. 83.

lement, il substituera ainsi à la régulation automatique une régulation volontaire. »

Je pense qu'il est possible de rétablir cette régulation automatique, lorsqu'on base le traitement de l'obésité sur la conception que j'ai essayé de défendre, et les résultats thérapeutiques sont là pour justifier et la doctrine et le traitement à qui elle donne naissance.

Les malades dont je rapporte les observations ont maigri, et une fois amaigris, leur poids est resté normal. Ils ont maigri en se nourrissant à leur gré d'aliments d'une digestion facile, de féculents essentiellement; ils ont maigri en diminuant l'exercice physique, alors qu'ils engraissaient en se fatiguant beaucoup.

Puis, une fois amaigris, l'amaigrissement est resté définitif, parce que leur nutrition était restaurée, parce que l'hygiène alimentaire a guéri leur dyspepsie, parce qu'un traitement approprié a régularisé chez l'une les fonctions menstruelles, a fait cesser les crises d'asthme chez un second; parce que le troisième a été soustrait au milieu où il vivait et que le travail intellectuel excessif, qui le surmenait, était supprimé.

Si, chez tous ces malades, le traitement avait eu seulement la destruction de la graisse comme objectif, jamais la guérison n'eût été complète et définitive, car dans l'obèse, il faut avant tout considérer le malade.

CONCLUSIONS

Dans ce travail, j'ai successivement étudié la pathogénie et l'étiologie de l'obésité.

J'ai essayé de montrer que l'obésité relève de causes autres que l'augmentation des recettes et la diminution des dépenses. J'ai été conduit à envisager l'influence de l'alimentation et de l'exercice sur l'engraissement et j'ai été amené par mes recherches à rejeter quelques propositions généralement adoptées.

J'ai cru pouvoir interpréter, d'une façon nouvelle, l'influence de l'aliment sur l'engraissement.

La conclusion de la première partie est que l'obésité est un symptôme morbide et non une maladie. Ce symptôme morbide a sa raison d'être dans une nutrition troublée : comme la nutrition est sous la dépendance du système nerveux, il est logique de chercher si le système nerveux peut avoir une influence directe sur l'engraissement.

Or, des preuves cliniques très nombreuses viennent confirmer cette hypothèse.

C'est ainsi que l'on peut voir l'adipose localisée se produire à la suite de lésions nerveuses, de névralgies anciennes ; on observe l'adipose généralisée à la suite d'émotions morales, de traumatismes (à rapprocher des diabètes traumatiques), de maladies du système nerveux, de névroses, etc.

De plus, les symptômes de neurasthénie et de névrose se retrouvent toujours chez les obèses.

On doit considérer, chez l'obèse, le malade dont la nutrition est troublée ; l'accumulation de graisse n'est qu'un symptôme secondaire qui ne mérite pas de fixer seul l'attention.

Dans la seconde partie, à propos de l'étiologie de l'obésité, j'ai montré que tous les obèses sont dyspeptiques. La dyspepsie peut être méconnue, si l'on ne recherche pas avec soin les symptômes secondaires (toux et dyspnée gastriques, névralgies intercostales, etc.) qui peuvent se substituer aux symptômes gastriques proprement dits, lorsque la dyspepsie est ancienne.

Dans la troisième partie, j'ai étudié les coefficients urinaires chez les obèses dont l'obésité n'est pas compliquée d'une lésion rénale, cardiaque, hépatique ou autre. Dans ces conditions spéciales, les coefficients trouvés sont analogues aux coefficients normaux.

Les malades dont j'ai analysé les urines ont été soumis à une alimentation d'épreuve composée de lait, de sucre et d'œufs dont les quantités variaient avec les besoins et les dépenses des sujets en expérience.

Dans la quatrième partie, j'ai signalé la constance des symptômes gastro-intestinaux et des symptômes de névrose ou de neurasthénie, dans l'obésité et dans l'engraissement pathologique simple.

J'appelle engraissement pathologique simple l'augmentation brusque du poids (4 à 5 kilogr.) en un temps très court (quelques semaines), chez un sujet adulte non amaigri.

J'ai observé la succession de l'amaigrissement et de l'engraissement chez un même sujet, en dehors de toute intervention thérapeutique et de toute modification de régime, lorsque toutes les causes habituelles capables de provoquer l'amaigrissement font défaut (tuberculose, diarrhée, anorexie, etc.).

Ces alternances d'une part, les symptômes gastro-intestinaux et nerveux que l'on retrouve dans cette variété d'amaigrissement pathologique simple d'autre part, l'influence heureuse d'une même thérapeutique dans l'engraissement et l'amaigrissement en dernier lieu, permettent de supposer qu'il n'y a pas un abîme infranchissable entre ces deux symptômes d'une nutrition troublée.

Dans la cinquième partie, j'ai passé en revue tous les régimes conseillés aux obèses et j'ai proposé un traitement fondé sur la conception de l'obésité dont j'ai tenté de démontrer la valeur.

BIBLIOGRAPHIE (1).

ACHARD et CLERC. — Pouvoir lipasique du sérum à l'état pathologique. *Archives de médecine expérimentale et d'anatomie pathologique*, janvier 1900.

BANTING (W.). — *A letter on corpulence, adressed to the public*, 4e édit., Londres, 1874.

BÉZIEL. — *Étude sur les atrophies musculaires dans leurs rapports avec le rhumatisme articulaire aigu.* Thèse de Paris, 1864.

BONNEFIN. — Thèse de Paris, 1860.

BOUCHARD. — *Maladies par ralentissement de la nutrition.* Paris, 1882 ; *Traité de pathologie générale.* Paris, 1900.

BUNGE. — *Cours de chimie biologique et pathologique.* Traduction française.

BUQUIN. — *Traitement de l'obésité par la médication thyroïdienne.* Thèse de Paris, 1895.

BUZZI. — (Voir SCHWENINGER.)

CALLAMAND. — *Rôle de l'eau dans la nutrition*. Paris, 1887.

CANTANI. — Terapia della polisarcia adiposa. *Riv. clin. d. Univ. di Napoli*, V, 57, 1884.

CHAMBERS. — On corpulence. *Lancet*, London, 1850.

CHANIEWSKY. — Ueber Fettbildung aus Kohlenhydraten. *Zeitschrift für Biologie*, XX, 179, 1884.

CLERC. — (Voir ACHARD.)

COLLETTE. — Thèse de Paris, 1872.

CONSTANTIN PAUL. — *Soc. méd. des hôpitaux*, 14 mai 1886.

CORONEDI. — Nuove ricerche chimico-fisiologiche sui grassi. *Settimana medica*, LI, 32, p. 377.

CORONEDI et MARCHETTI. — Pharmakologische Untersuchungen über das Iod und zur physiologischen Chemie der Fette. *Maly's Jahresberichte*, 1896, p, 43.

CREMER. — Ueber Fettbildung aus Eiweiss bei der Katze. *Münchener med. Woch.*, 1897, p. 811.

DAPPER. — Stoffwechsel bei Entfettungscuren *Zeitschr. für klin. Med.*, XXIII, 113, 1893.

(1) Je ne donne que la bibliographie des ouvrages cités dans ce travail.

DAPPER. — (Voir v. NOORDEN.)
DEBOVE. — Pathogénie et traitement de l'obésité. *Semaine médicale*, 11 mars 1901.
DEBOVE et FLAMAND. — De l'infuence de l'eau sur la nutrition. *Bull. et Mém. de la Soc. médic. des hôp.*, 11 décembre 1885 et 26 mars 1886, et *Semaine médicale*, p. 422, 1885. et p. 129, 1886.
DESGREZ. — Dosage du carbone total dans les produits d'élimination. *Comptes rendus de la Société de biologie*, 18 décembre 1897.
DOYON. — (Voir MORAT.)
DU CASTEL. — *Annales de dermatologie et syphiligraphie*, t. X, année 1898.
DUJARDIN-BEAUMETZ. — *Hygiène alimentaire*, 2e édition.
DUVAL (MATHIAS). — *Cours de physiologie*. Paris, 1892.
EBSTEIN. — *De l'obésité et de son traitement*. Trad. franç., Paris, 1883.
FÉRÉ. — *Pathologie des émotions*. Paris, 1892.
FLAMAND. — (Voir DEBOVE.)
FRÉMY. — *Étude critique de la trophonévrose faciale*. Thèse, Paris, 1872.
GAUTIER (A.). — *Chimie de la cellule vivante*. Encyclopédie scientifique des Aide-mémoire, publiée sous la direction de M. LÉAUTÉ.
HANRIOT. — Sur l'assimilation du glucose, etc. *Archives de physiol.*, XXV, 248, 1894.
— Sur l'assimilation des hydrates de carbone. *C. R. de l'Ac. des sc.*, 371, 1892.
— Un nouveau ferment du sang. *C. R. Ac. des sc.*, 9 novembre 1896.
— Répartition de la lipase dans l'organisme. Origine et rôle de ce ferment. *C. R. Ac. des sc.*, 16 novembre 1896.
— (Voir RICHET.)
HIRSCHFELD. — Die Behandlung der Fettleibigkeit. *Zeitsch. für klin. Med.*, XXII, 142, 1893.
— Ueber den Eiweissverlust bei Entfettungscuren. *Berl. klin. Woch.*, 621, 1894.
IMMERMANN. — Fettsucht. *Handbuch. d. spec. Path.* (Ziemssen), XIII, 2 283-414. Leipzig, 1876.
JAQUET et SVENSON. — Zur Kenntniss des Stoffwechsels fettsüchtiger Individuen. *Zeitschr. f. klin. Med.*, XLI, Bd 5 et 6, p. 375.
JAVAL. — *De l'obésité. Hygiène et traitement*. Thèse de Paris, 1900.
KAUFFMANN. — Nouvelles recherches sur la transformation des albuminoïdes en graisse. *Arch. de physiol.*, XXVIII, 767, 1896.
KISCH. — *Die Fettleibigkeit*. Stuttgart, 1888.
LAMBLING. — *Traité de pathologie générale* publié par Ch. BOUCHARD, t. III (première partie).
LEBEDEFF. — *C. R. Ac. des sc.*, 1883.
— *Centralblatt fur die med. Wissensch.*, 1882, n° 8.

Le Gendre (P.). — Pathogénie de l'obésité. *XIIe Congrès international de médecine de Moscou*, août 1897.
— Article « Obésité », *Traité de médecine*, t. I.
Leven (G.). — *Comptes rendus de la Société de biologie*, novembre 1900, février et mars 1901.
Leven (M.). — Rapports du système nerveux et de la digestion de l'aliment : obésité. *C. rendus de la Soc. de biol.*, Paris, 1887.
Lœwy. — (Voir Richter.)
Magnus-Lévy. — Ueber die Grösse des respirator. Gaswechsels unter dem Einflusse der Nahrungsaufnahme. *Pflüger's Archiv*, LV, 1, 1893.
— Untersuchungen zur Schilddrüsenfrage. *Zeitschr. für klin. Med.*, XXXIII, 1897.
Marchetti. — (Voir Coronedi.)
Mathieu (A.). — *Traité de thérapeutique appliquée*, fascicule 1.
— (Voir Proust.)
Morat et Doyon. — *Traité de physiologie*. Paris, 1900.
Munk (J.). — Weiteres zur Lehre von der Spaltung und Resorption der Fette. *Du Bois Reymond's Archiv*, 1890, n° 5-6, p. 581.
Munk et Uffelmann. — *Ernährung des gesunden und kranken Menschen.*
Munk (J.). — Zur Lehre von der Resorption, Bildung und Ablagerung der Fette im Thierkörper. *Virchow's Archiv*, Bd 95, p. 409, 1884.
Nicolas (A.). — Sur la constitution du protoplasma des cellules épithéliales des villosités de l'intestin grêle et sur l'état de ces cellules pendant l'absorption des graisses. *Bull. de la Soc. sc. de Nancy*, II, 5, p. 54.
v. Noorden. — *Die Fettsucht*. Wien, 1900.
— *Lehrbuch der Pathologie des Stoffwechsels*. Berlin, 1893.
v. Noorden et Dapper. — Ueber den Stoffwechsel fettleibiger Menschen bei Entfettungscuren. *Berl. klin. Woch.*, 1894, n° 24.
Œrtel. — *Therapie der Kreislaufsstörungen*, 4 Aufl., 1891.
— *Obesity, Twentieth Century Practice of Medicine*. New-York, 1895.
— Wesen und Behandlung der Fettleibigkeit. *Therap. Monatsh*, 4, 5. Berlin, 1897.
Perewoczníkoff. — *Centralblatt für medic. Wiss.*, 1876.
Perrier. — *Sur l'alimentation par voie sous-cutanée*. Thèse de Paris, 1900.
Pfeiffer. — *Handbuch der speciellen Therapie innerer Krankheiten*. Abth. III.
Porson. — Thèse de Paris, 1873.
Proust et Mathieu. — *Hygiène de l'obèse*. Paris, 1897.
Richet et Hanriot. — *Comptes rendus de l'Ac. des sciences*, t. CXIV, p. 376.
Richter et Lœwy. — Sexualfonction und Stoffwechsel. *Du Bois' Archiv, Suppl.*, 1889, p. 174.

Robin (Albert). — De l'influence des boissons sur la nutrition et dans le traitement de l'obésité. *Société médicale des hôpitaux*, 22 janvier 1886.
— Traitement de l'obésité. *Bulletin général de thérapeutique*, 1897, t. CXXXIII.
Roger (H.). — *Physiologie normale et pathologique du foie*. Paris.
Rosenberg. — *Die Gefahren der Entfettungscuren*, 1886.
Saint-Germain (de). — *Leçons cliniques d'orthopédie*, 1881.
Schweninger et Buzzi. — Die Fettsucht. *Sammlung medicinischer Abhandlung*, 1894.
Sée (Germain). — Des causes et du traitement physiologique de l'obésité. *Bulletins de l'Ac. de méd.*, XIV, 1265-1297. Paris, 1885.
Stüve. — Untersuchungen über den respirator. Gaswechsel, etc. *Arbeiten aus dem städtischen Krankenhause in Frankfurt a. M. Festschrift*, p. 44, 1896.
Svenson. — (Voir Jaquet.)
Thiele-Nehring. — Untersuchungen des respirator. Gaswechsels unter dem Einflusse von Thyreoideapräparaten, etc. *Zeitschr. für klin. Med.*, XXX, 41, 1896.
Uffelmann. — (Voir Munk.)
Vergnes. — *Adipose sous cutanée dans ses rapports avec les atrophies musculaires* Thèse de Paris, 1877.
Voit (V.). — *Physiologie des Stoffwechsels*, 1881.
Voit (E.). — Ueber Fettbildung aus Eiweiss. *Münch. med. Woch.*, 1892, 460.
Wadd. — *Cursory Remarks on corpulence, or obesity, considered as a disease*. London, 1822.
Wagner. — *Société médicale russe de Saint-Pétersbourg*, 1897.
Weir Mitchell. — Des lésions des nerfs et de leurs conséquences. Traduct. franç., 1874.
— *American Journal of medical Sciences*, p. 105, vol. XC, juillet 1885.
Wiemer (O.). — *Archiv fur die ges. Phys.*, XXXIII, 515.
Worthington. — *De l'obésité*. Paris, 1877.
Zawarykin. — Rousskaia medicina, 1884 ; *Pflüger's Archiv*, XL, p. 447.

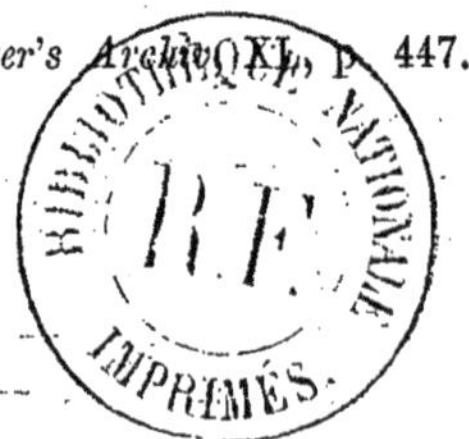

TABLE DES MATIÈRES

IMPRIMERIE A.-G. LEMALE, HAVRE

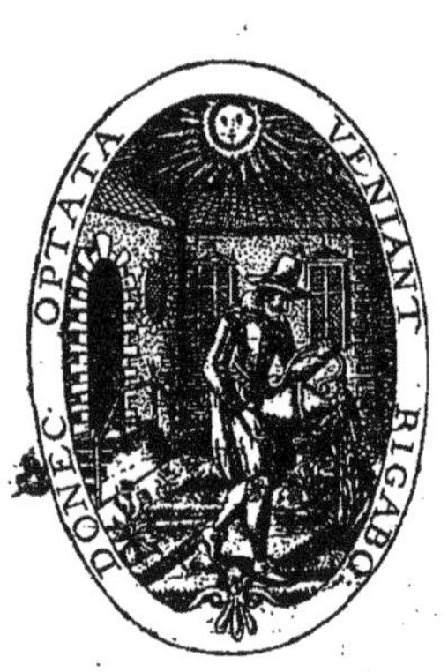

IMPRIMERIE A.-G LEMALE. — HAVRE

www.ingramcontent.com/pod-product-compliance
Ingram Content Group UK Ltd.
Pitfield, Milton Keynes, MK11 3LW, UK
UKHW020235220726
13923UKWH00002B/664

9 782019 28767